LEÇONS

DE

CLINIQUE CHIRURGICALE

Par le Dr H. DURET,
Ex-Chirurgien des Hôpitaux de Paris,
Professeur de clinique chirurgicale.
Membre correspondant de l'Académie de Médecine,
de la Société de Chirurgie, etc.

I. *Intervention chirurgicale dans les infections puerpérales.* — II. *Inversion utérine irréductible.* — *Nouveau procédé opératoire.* — III. *A propos d'une nouvelle opération conservatrice pour la cure de l'inversion utérine.* — IV. *Des pyohémies utérines puerpérales.* — V. *De l'épithelioma de la vulve.* — VI. *De l'hydronéphrose intermittente.* — VII. *Des troubles urinaires dans les appendicites.* — VIII. *Le sérum antistreptococcique et ses résultats en clinique.*

LILLE
JOURNAL DES SCIENCES MÉDICALES
56, Rue du Port, 56

PARIS
A. MALOINE, Éditeur
21, Place de l'École de Médecine, 21

1900

LEÇONS

DE

CLINIQUE CHIRURGICALE

(ANNÉES 1890, 1894, 1896, 1900)

Année 1890. — I. Causes d'irréductibilité dans la luxation de l'épaule. — II. De la résection précoce dans l'ostéomyélite aiguë des adolescents. — III. Étranglement interne causé par le mésentère d'un diverticulum en doigt de gant de l'intestin grêle. Laparotomie. — IV. Des hernies inguinales congénitales. Types communs. Variétés diverses. — V. Pelvi-péritonites et pyo-salpingites. — VI. Corps fibreux interstitiel situé dans la paroi postérieure de la matrice. Extraction par les voies naturelles. Guérison. — VII. De l'asepsie et de l'antisepsie préalables dans la chirurgie utérine. — VIII. Relations pathologiques de la pelvi-péritonite et de la pyo-salpingite.

Année 1894. — I. Variétés et diagnostic des épanchements sanguins intra-crâniens. — II. Cancer du sein ; variétés et origines ; causes des récidives ; choix des méthodes opératoires. — III. Cancer des amygdales ; procédés opératoires. — IV. Pathogénie du genu valgum. — V. Equinisme et luxation fémorale par lésions médullaires congénitales ; traitement orthopédique. — VI. Des laparocèles ou hernies latérales de l'abdomen. — VII. Sur un cas d'exsotrophie de la vessie traité par la suture marginale. — VIII. Des cystites douloureuses rebelles. — IX. Taille hypogastrique et suture primitive de la vessie. — X. Hystérectomie vaginale pour cancer utérin. — XI. Hystérectomie abdominale pour fibromes utérins. — XII. Du traitement chirurgical des gros fibromes utérins. — XIII. Des appendicites et de leur traitement.

Année 1896. — I. Sur la tuberculose rénale : lésions et symptômes ; indications de la néphrotomie et de la néphrectomie. — II. Sur une forme molle et térébrante du cancer du maxillaire inférieur. — III. Kystes tubo-ovariens. — IV. Du morcellement dans le cancer utérin. — V. Annexites ; laparotomies et hystérectomies vaginales. — VI. Salpingites et suppurations pelviennes : considérations anatomiques ; modes d'explorations ; notions étiologiques ; formes anatomiques ; signes et faits cliniques ; histoire et parallèle des divers modes d'intervention opératoire ; leurs indications.

LEÇONS

DE

CLINIQUE CHIRURGICALE

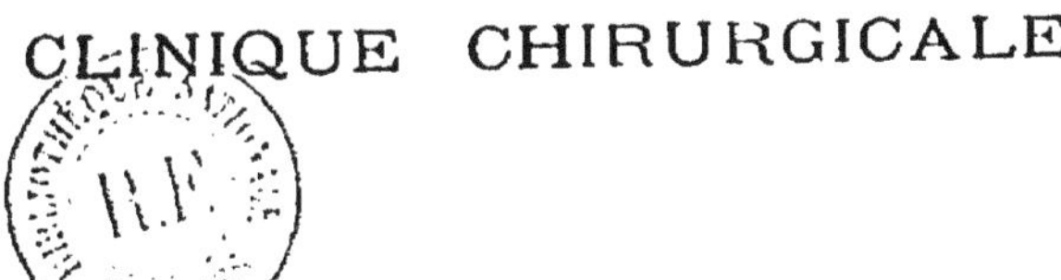

LEÇONS

DE

CLINIQUE CHIRURGICALE

Par le Dr H. DURET,

Ex-Chirurgien des Hôpitaux de Paris,
Professeur de clinique chirurgicale,
Membre correspondant de l'Académie de Médecine,
de la Société de Chirurgie, etc.

I. *Intervention chirurgicale dans les infections puerpérales.* — II. *Inversion utérine irréductible.* — *Nouveau procédé opératoire.* — III. *A propos d'une nouvelle opération conservatrice pour la cure de l'inversion utérine.* — IV. *Des pyohémies utérines puerpérales.* — V. *De l'épithelioma de la vulve.* — VI. *De l'hydronéphrose intermittente.* — VII. *Des troubles urinaires dans les appendicites.* — VIII. *Le sérum antistreptococcique et ses résultats en clinique.*

LILLE
JOURNAL DES SCIENCES MÉDICALES
56, Rue du Port, 56

PARIS
A. MALOINE, Éditeur
21, Place de l'École de Médecine, 21

—

1900

LEÇONS CLINIQUES

I

DE L'INTERVENTION CHIRURGICALE DANS LES INFECTIONS PUERPÉRALES

Messieurs,

Je désire vous entretenir, aujourd'hui, à propos d'une jeune femme, que vous m'avez vu opérer dans le service, des *interventions chirurgicales* qui conviennent à la suite des infections puerpérales. Ces infections sont assurément moins fréquentes que jadis ; cependant, chaque année, nous avons l'occasion d'en observer plusieurs cas ; et, il est nécessaire de vous faire connaître les ressources actuelles de la chirurgie, contre ces redoutables complications de l'accouchement, et, plus encore de l'avortement.

La jeune femme, dont je vais vous rappeler en peu de mots l'observation, avait accouché normalement, il y a plusieurs semaines. Mais, fait à noter, son enfant succomba au bout de quelques jours ; et, l'autopsie démontra l'existence d'une péritonite suppurée. Au troisième jour après l'accouchement, la température monta subitement à 40°, et, depuis ce moment, ne cessa d'osciller entre 39° et 40°. En même temps, état général grave, qui persista malgré des injections intra-utérines et un curettage soigneusement fait. Quand, samedi dernier, la malade fut transportée à l'hôpital, elle avait alors 41°, et était dans un état des plus graves. Néanmoins, l'examen minutieux auquel nous nous sommes livrés, nous démontrant que les lésions principales étaient localisées dans l'utérus et autour de l'utérus, nous nous sommes décidés à une intervention extrême, mais qui était seule susceptible de donner chance de guérison.

En effet, chez cette jeune femme, et malgré la gravité du mal, *il n'y avait pas de signe de péritonite généralisée;* peu de ballonnement; pas de sensibilité superficielle; pas de vomissements. Par contre, la palpation et le toucher permettaient de reconnaître un utérus gros, arrêté dans son involution, et, dans la région latérale, le ligament large, considérablement tuméfié, douloureux, et comme rigide.

Le diagnostic avait donc été métrite aiguë, puerpérale, avec propagation au ligament large, par l'intermédiaire des veines ou des lymphatiques.

L'examen du sang, pratiqué par notre collègue, M. le professeur Lemière, avait donné des résultats négatifs; ce qui éliminait l'idée d'une septicémie aiguë, pure, sans foyer local (1).

---

(1) Voici la note remise à ce sujet par M. le Dr Lemière :

Après avoir lavé la peau de l'avant-bras au savon, à la liqueur de Van Swieten, et enfin à l'alcool, nous avons fait une piqure avec une lancette flambée.

Une gouttelette de sang a été ensemencée dans chaque tube. Nous avons ainsi préparé quatre tubes de bouillon peptonisé et agarisé, et deux tubes de gélose glycérinée.

Les six tubes ont été mis à l'étuve à 37°, et nous n'avons pas observé trace de culture, même après huit jours de séjour à l'étuve.

Le streptocoque aurait dû se cultiver dès les premières heures, et, aucun des microbes actuellement connus comme agents de septicémie, n'aurait mis plus de huit jours à se développer.

Nous sommes donc autorisés à conclure que le sang de la circulation générale ne devait pas contenir de microbes, du moins en quantité appréciable.

Dans ces conditions, une seule intervention chirurgicale pouvait être proposée, *l'hystérectomie totale.* C'est cette opération, qui fut pratiquée dimanche matin.

L'intervention et l'examen de la pièce confirmèrent notre prévision. Il s'agissait d'une métrite purulente, avec propagation aux ligaments larges, surtout à droite : le ligament large droit était épaissi, œdématié ; sur la coupe, on rencontrait *la section de nombreuses veines ou de lymphatiques oblitérés par un pus concret.*

Des *foyers purulents interstiels,* du volume d'un petit pois ou d'une noisette, existaient, de même dans le corps de la matrice. La cavité utérine contenait peu de détritus, *et pas de pus ;* mais il faut savoir qu'un curettage avait été pratiqué peu de temps auparavant.

Le cas était en quelque sorte désespéré ; aussi n'avons-nous pas été surpris de voir l'issue fatale survenir, malgré notre intervention ; la malade succomba deux jours après.

Mais il est loin d'en être ainsi habituellement, quand les malades sont amenées à l'hôpital dans un état moins grave, et quand leur résistance n'est pas épuisée.

L'année dernière, nous avons reçu, dans le service, une annexite post-puerpérale. La laparotomie pratiquée nous fit tomber sur un double salpingite avec péri-salpingite enkystée, suppurée. L'ablation des annexes fut pratiquée, et la malade guérit.

Un cas analogue s'est présenté dans notre clientèle ; chez une jeune femme qui avait, depuis quatre ou cinq semaines, des phénomènes inflammatoires pelviens, avec symptômes septicémiques, la laparotomie révéla les mêmes lésions annexielles ; même intervention : guérison.

Dans une autre circonstance, nous fûmes appelé pour des accidents aigus, et dès leur début, chez une jeune accouchée. Il y avait eu un grand frisson, une fièvre violente, 41° ; les lochies étaient fétides. La cavité utérine était le siège de l'infection ; un curettage soigneux et complet, suivi d'attouchement à la glycérine créosotée, amena la guérison. Des injections de sérum salé furent faites conjointement, pour parer à la septicémie commençante.

La chirurgie peut donc avoir à intervenir utilement dans les infections, qui suivent l'avortement et l'accouchement; ces interventions *varient selon les lésions*. Aussi est-il nécessaire de *préciser les indications*, qui devront armer la main du chirurgien, et qui feront choisir l'intervention opportune.

On peut classer ces opérations en plusieurs catégories.

1° Le curettage et l'écouvillonnage utérin.

2° Les incisions faites par les voies naturelles et portant sur les culs-de-sac vaginaux, quand une collection purulente vient proéminer dans le vagin; ou les incisions abdominales latérales, quand des abcès soulèvent la paroi de la fosse iliaque.

3° La laparotomie pour annexite.

4° L'hystérectomie totale.

Mais les indications de ces interventions ne peuvent être formulées, qu'en s'appuyant sur une étude approfondie des différents processus infectieux, qu'on rencontre dans l'état puerpéral.

Il y a seulement vingt ou trente ans, on n'avait encore que des idées très générales, et, restées vagues, sur les infections puerpérales; elles étaient caractérisées par ces deux mots: *fièvre puerpérale, péritonite puerpérale.*

Les recherches de Siredey, de Fioupe, de Lucas Championnière, précisèrent l'anatomie pathologique de ces états infectieux, et, montrèrent le *rôle des lymphatiques et des veines*, dans les lésions qu'on observe sur l'utérus, les trompes, les ligaments larges et la séreuse péritonéale. Les études microbiologiques récentes, nous ont fait faire un nouveau pas, en nous révélant les espèces microbiennes, qui sont la cause directe et première de ces infections. Enfin, les interventions opératoires, se multipliant, nous ont permis de reconnaître, avec la plus grande netteté, les lésions diverses déterminées par l'agent infectieux, et variant avec le siège anatomique des foyers, où il se développe.

En se rapportant à ces données, nous devons d'abord diviser les infections puerpérales en deux grandes classes :

Les infections généralisées;

Les infections localisées.

Infections généralisées. — Ces infections revêtent elles-mêmes deux formes : 1° la péritonite généralisée ; 2° la septicémie aiguë puerpérale.

La *péritonite généralisée*, d'origine puerpérale, est connue d'ancienne date. C'est elle qui reste le type de la description. Je vous en rappelle brièvement les signes.

Frisson intense du début, fièvre ; puis ballonnement du ventre, douleur superficielle, sourde ; vomissements d'abord alimentaires, puis verdâtres, porracés ; facies péritonéal, œil excavé, nez effilé ; extrémités froides, aspect cholériforme ; pouls petit, misérable ; constipation ou, au contraire, diarrhée colliquative. La marche peut être suraiguë ou aiguë.

Les malades succombent en 4, 5 à 8 jours.

Au point de vue anatomo-pathologique, on peut avoir affaire à une forme séreuse, fibrino-purulente, purulente d'emblée. La séreuse est dépolie, recouverte de dépôts fibrineux, les anses intestinales sont agglutinées entre elles, et, aux organes pelviens. Malgré la gravité excessive de cette forme, on a pu intervenir avec succès ; Bouilly, au Congrès de chirurgie, a pu rapporter six cas de laparotomies faites dans ces conditions, avec succès. Un lavage complet, suivi de drainage, a pu amener plusieurs fois la guérison, dans des cas en apparence désespérés.

La deuxième forme d'infection généralisée est constituée par *la septicémie*, c'est-à-dire par la pénétration directe de l'agent virulent dans le sang, qui le dissémine aussi dans tout l'arbre circulatoire, et dans tous les organes.

Cliniquement, il faut encore ici distinguer la *septicémie pure*, de la *septico-pyohémie*.

La septicémie pure, le plus souvent due au streptocoque, *ne présente pas les signes décrits précédemment de la péritonite*. Il y a peu de ballonnement du ventre ; pas de vomissements continuels. Ce qui domine, c'est la fièvre intense 40°, précédée d'un grand frisson, qui reste unique. Plus tard délire, pouls trémulent, soubresauts des tendons, langue fuligineuse, etc.

Dans cette forme, l'action chirurgicale est fort réduite ; *tout à fait au début*, on fera des injections intra-utérines, un curettage utérin. En même temps, le lavage du sang peut donner des résultats favorables, comme la thèse de notre élève Fourmeaux sur les injections massives de solutions salines, vous le démontre par plusieurs observations.

On a vanté, dans ces circonstances, les injections de sérum anti-streptococcique de Marmorek et du sérum polyvalent de Denys. Ce que nous avons vu de ces essais ne nous a pas donné une confiance absolue. Cela s'explique : l'agent de la septicémie n'est pas toujours le streptocoque. Il peut être le staphylocoque ou le coli-bacille ; dans ces cas, le *sérum anti-streptococcique* sera inutile. Mais, toutes les fois, où on aura lieu de soupçonner que le *streptocoque prend une part* à l'infection, il faudra l'essayer dans la mesure convenable : il n'est pas infaillible, mais, c'est un agent thérapeutique, qui parfois, a rendu des services.

La *septico-phyohémie*, due à une infection mixte, le plus souvent, avec participation du streptocoque, dure plus longtemps. Elle est caractérisée par de grands frissons, qui se répètent à intervalles irréguliers, suivis d'ascensions thermiques considérables ; en dehors de ces accès, on observe des rémissions trompeuses. Cela est dû à ce que l'infection se fait *par actes successifs ;* des décharges virulentes, provenant des veines, se déversent, à intervalles inégaux, dans le sang; et, déterminent ces poussées fébriles. Consécutivement, des suppurations localisées, peuvent être observées, dans les divers organes : abcès métastatiques dans les poumons, pleurésie purulente, endocardite végétante ou ulcéreuse, abcès articulaires, parotidites; infarctus rénaux, hépatiques, cérébraux.

L'on se bornera, dans cette forme, à ouvrir les collections purulentes, accessibles, dès qu'on en aura constaté l'existence. Mais il faut reconnaître que cette septico-pyohémie ne laisse guère d'espoir, et se termine par la mort, le plus souvent dans un délai de trois semaines.

Infections localisées. — Les infections localisées se prêtent mieux à l'action chirurgicale. Ce sont elles, dont l'étude doit nous retenir. Elles ont pour siège l'utérus, les annexes, et le tissu cellulaire pelvien. En d'autres termes, elles déterminent :

1° Des endométrites ;
2° Des métrites ;
3° Des périmétrites ;
4° Des salpingites ;
5° Des phlegmons des ligaments larges.

Endométrites. — Après l'accouchement ou l'avortement, le détachement de l'arrière-faix laisse à nu, une surface utérine dépourvue d'épithélium, et disposée pour l'absorption des germes septiques. Il peut se faire que quelques cotylédons placentaires soient restés adhérents, ainsi que des lambeaux membraneux; ces éléments s'altèrent, se putréfient, et, peuvent par eux-mêmes, déterminer des accidents inflammatoires ou septiques. Il va de soi, qu'en présence de ces accidents, il faut procéder à l'ablation du placenta, en cas de rétention, au décollement digital des fragments adhérents; enfin, à un curettage méthodique et soigneux, qui permet de vider la matrice de son contenu, et ensuite de déterger la plaie placentaire, par des lavages appropriés.

Ces endométrites puerpérales ont été bien étudiées et décrites par Hervieux, qui les a divisées en :

A) Endométrite purulente. — La muqueuse est grisâtre, infiltrée, ramollie. A sa surface, exhalation muco-purulente.

B) Endométrite diphtéritique. — Caractérisée par la production de fausses membranes, avec exsudat fibrineux.

C) Endométrite gangréneuse. — La muqueuse est ramollie, noirâtre ; il se fait, par les voies génitales, un écoulement sanieux, d'odeur fétide et gangréneuse.

Mais les lésions ne restent pas le plus souvent localisées à la muqueuse ; elles gagnent en profondeur le tissu musculaire lui-même. On se trouve alors en présence de métrites interstitielles.

Métrites. — Dans cette forme, l'utérus reste gros, ne subit pas d'involution. Sur la coupe, sa paroi apparaît ramollie ; on rencontre, dans son épaisseur, des foyers purulents ; *les sinus veineux, les lymphatiques peuvent contenir du pus.* Cependant *le péritoine, qui recouvre l'utérus, reste indemne,* et présente à peine quelques flocons fibrineux à sa surface.

C'est ce que l'on peut appeler la métrite totale puerpérale.

Telle était la lésion observée chez la malade dont je vous ai parlé au début de cette leçon.

Annexites. — L'inflammation septique, cantonnée primitivement à l'utérus, gagne par continuité de tissu les trompes, et ne tarde pas à les parcourir jusqu'au pavillon. Mais l'inflammation annexielle appartient aux formes retardées de la maladie, qui évoluent en cinq à huit semaines. Ces formes, dont la gravité immédiate paraît moindre, sont cependant des plus sérieuses. Ce sont aussi, peut-être, celles sur lesquelles une intervention appropriée, est le plus efficace.

Les signes de ces annexites sont les suivants. L'utérus à

ce moment a regagné le petit bassin ; les symptômes utérins ont disparu. Par le toucher et la palpation bi-manuelle, on sent manifestement d'un côté, et plus souvent des deux, des lésions annexielles ; la trompe est épaissie, tortueuse, infiltrée, turgide, en même temps douloureuse ; il peut s'être fait autour du pavillon une péritonite localisée, enkystée, qui se traduit à la palpation par une masse indurée, un *plastron vaginal*, généralement très net. Dans ces conditions, l'intervention s'impose ; elle est simple et consiste, après la laparotomie, dans *l'ovaro-salpingectomie* ou, dans la castration *utéro-annexielle par la voie vaginale*, si celle-ci est la plus accessible. Nul doute ne peut exister à cet égard.

Phlegmon des ligaments larges. — Ces phlegmons existent ; mis en doute, après les études faites sur les inflammations si fréquentes des trompes et des ovaires, le phlegmon des ligaments larges se rencontre à la suite des métrites totales avancées. Le tissu cellulaire de la région s'enflamme dans le cas de phlébite des veines péri-utérines, et dans les lymphangites, sur lesquelles Lucas Championnière a attiré l'attention. Quand le phlegmon reste ainsi cantonné, il suffit quelquefois d'une incision des culs-de-sacs vaginaux, pour donner issue au pus, et sauver la malade.

L'incision vaginale méthodiquement faite, peut suffire encore, quand il s'agit d'un *pyosalpynx prolabé et adhérent* au cul-de-sac vaginal.

Il nous reste maintenant à nous occuper d'une intervention radicale, extrême, et qui mérite d'être étudiée, au point de vue de ses indications, de son manuel opératoire, et de ses résultats. Nous voulons parler de *l'hystérectomie totale*, qui s'applique aux cas, où la matrice profondément malade et infectée, est la source unique des accidents puerpéraux. L'étude de cette question, a fait l'objet de la thèse très étudiée, d'un de nos anciens élèves, le docteur Wintrebert (1895) de

Lille. Elle lui a été inspirée par son maître, le Dr Bouilly, chirurgien de l'hôpital Cochin. Nous lui emprunterons les faits suivants, qui présentent un haut intérêt.

1re Observation. — Cas de Schultze d'Iéna, 1886.

Retention placentaire. —Par le curettage, il ne peut retirer le placenta ; il fait alors l'*hysterotomie*, enlève le placenta, mais trouvant l'utérus infiltré et profondément altéré, il pratique l'*hystérectomie*. — Guérison.

2e Observation. — Cas de Rosenburg (1889). — Placenta putréfié. On ne peut pénétrer avec le doigt, ni dilater le col à cause d'une coartation, la curette est insuffisante. Ablation de l'utérus. Guérison en dix jours.

3e Observation. — Cas de Goldsborough, de New-York, 1891. — Devant des accidents septiques d'origine utérine, avec lochies fétides ; en présence de l'inefficacité des autres moyens employés, il fait pratiquer l'hystérectomie par O'Kelly. — Métrite infectieuse sans lésion du péritoine. — Guérison.

4e Observation. — Cas de Siffel, 1894. — Rétention de débris placentaires. En raison d'accidents persistants d'origine utérine, hystérectomie. Guérison.

Dans les mêmes circonstances, Bouilly tente de même l'hystérectomie, mais ne peut réussir à sauver sa malade.

L'hystérectomie peut donc être pratiquée, avec succès, dans les métrites infectieuses post-puerpérales. On peut enlever l'utérus seul ou avec les annexes, suivant l'état des trompes et des ovaires.

Mais il est nécessaire, avant tout, de faire un diagnostic précis, qui, seul, peut nous fournir les indications de l'opération.

Quelles sont donc les conditions, qui doivent être réalisées pour autoriser cette grave intervention ?

Il faut :

1° Que les moyens plus simples, d'amener la résolution de l'inflammation utérine, aient été employés sans succès; tels que, injections intra-utérines, curettage, écouvillonnage utérin.

2° Qu'il n'existe pas de péritonite généralisée.

3° Qu'il n'y ait point de septicémie pure ou de septico-pyohémie avec foyers multiples. L'examen du sang rend des services dans ce cas.

4° Que l'on trouve, du côté de la matrice, des signes suffisants, pour faire croire que ses lésions seules, peuvent provoquer les symptômes d'infection observés : utérus demeuré gros, sensible, col entrouvert, écoulement purulent, fétide.

L'hystérectomie décidée, quel procédé, quelle voie choisira-t-on ? Bouilly, Broca, Nélaton, pour pratiquer cette castration totale, adoptent la voie abdominale.

En effet, seule, elle permet de se rendre compte, de visu, de l'état du péritoine et des annexes ; elle permet, seule, un lavage complet de la cavité abdominale. En outre, par la voie vaginale, il est impossible d'enlever un utérus très gros sans le morceler ; le tissu est friable, altéré ; il s'écoule, à sa section, un pus septique, qui suffit à infecter le péritoine encore indemne. Mieux vaut donc avoir recours à l'hysterectomie abdominale, dont le manuel opératoire est maintenant bien connu, et dont les divers temps peuvent être méthodiquement exécutés par tout chirurgien expérimenté.

Néanmoins, redisons-le, il s'agit là d'une *intervention exceptionnelle, grave par elle-même,* à laquelle on ne se décidera, qu'après avoir tenté tous les autres moyens.

En résumé, vous le voyez, Messieurs, la chirurgie n'est pas désarmée devant ces infections puerpérales, qui restent les plus redoutables complications de l'accouchement et de l'avortement. Elle a à intervenir dans nombre de cas ; car l'expectation est le plus souvent désastreuse. En vous indiquant ces diverses interventions, nous vous rappelons *que les plus simples suffisent quelquefois, quand l'infection est à son début.* En tous cas, ne pas attendre, pour opérer, que la malade soit mourante ou épuisée ; l'opération reste évidemment toujours justifiée, puisque c'est la seule chance de salut ; mais, les résultats sont moins consolants.

Retenez donc, pour les appliquer au besoin, ces interventions, que nous formulerons ainsi :

1° *Lavages intra-utérins et curettages.*

2° *Incisions des culs-de-sac vaginaux.*

3° *Incisions latérales de l'abdomen.*

4° *Laparotomie ; ovaro-salpingectomies.*

5° *Hystérectomie totale.*

Mais, soyez prudents et judicieux, dans l'emploi de ces divers moyens, de sauver l'existence des malades. Autant que possible, n'agissez qu'après avoir acquis les éléments d'un bon diagnostic.

II

DES CAUSES D'IRRÉDUCTIBILITÉ DANS L'INVERSION UTÉRINE, ET DE LEUR TRAITEMENT. — NOUVEAU PROCÉDÉ OPÉRATOIRE

Nous avons examiné, devant vous, tout-à-l'heure, une jeune femme atteinte *d'inversion utérine*. Cette inversion, consécutive à un accouchement, date de plus de six mois. Méconnue d'abord, elle a été ensuite diagnostiquée par un médecin, appelé à soigner la malade, pour des hémorrhagies ; et, à ce moment, des tentatives infructueuses de réduction ont été faites sans chloroforme. Nous ne voulons pas aujourd'hui insister sur la pathogénie, les symptômes et le diagnostic des inversions utérines, mais étudier principalement les *causes d'irréductibilité* de l'utérus inversé ; et, en même temps, vous montrer les ressources de la chirurgie, dans ces cas difficiles.

L'inversion utérine est assurément rare : (un cas sur 190 000 accouchements, d'après Beigel). Néanmoins, nous avons eu l'occasion d'en voir, et d'en opérer déjà trois cas, dans la région du Nord.

On distingue l'inversion *aiguë* et l'inversion *chronique*. L'une et l'autre peuvent parfois être réductibles par des moyens très simples.

Denucé cite des cas où la réduction a été obtenue, sans intervention sanglante, de 20 à 23 ans après le début.

Dans la 1re année, il a relevé : 24 réductions.

— 2e —	—	10	—
— 3e —	—	6	—
— 4e —	—	3	—
— 5e —	—	2	—
— 12e, 13e —	—	5	—

La réduction manuelle doit être tentée, dans tous les cas, avant l'intervention chirurgicale. Dans une autre variété d'inversion utérine (inversion polypeuse), où le renversement de l'utérus est dû à l'entraînement du fond de l'organe à la suite d'un polype engagé dans le vagin, la réduction est souvent effectuée facilement, après l'ablation ou l'énucléation du fibrome.

Dans d'autres circonstances, l'inversion utérine est réductible. Mais, sitôt la réduction obtenue, l'inversion se reproduit ; il se passe là quelque chose d'analogue, à ce qu'on observe, dans certaines hernies ou prolapsus, qu'on refoule facilement dans l'abdomen, mais qui ne peuvent y rester contenus. C'est ce que l'on désigne sous le nom d'*incoercibilité* de l'inversion. L'organe est flasque, paralysé; l'électrisation, l'ergot de seigle restent sans effet; la matrice reprend constamment la position inversée. Baldy, dans un cas de ce genre, ne réussit même pas à la maintenir en place, en en suturant le fond à la paroi abdominale, par une hystéropexie méthodique.

Enfin, dans un certain nombre de cas, qu'il s'agisse d'inversion aiguë ou chronique, les différents procédés de taxis employés échouent complètement ; et, l'on peut dire qu'il y a *irréductibilité absolue.*

Cette irréductibilité absolue *est d'ailleurs bien établie* par quelques faits cliniques, très démonstratifs. Velpeau, chez une femme qui vint mourir, dans son service, de métrorrhagies dues à une inversion, ne put, au moment de l'autopsie, arriver, sur le cadavre, à réintégrer l'utérus en position normale. Mundé ne réussit pas mieux, même après ouverture de l'abdomen, en ayant les pièces en main, à dilater le col. Legueu, sur un utérus inversé, enlevé par l'hystérectomie, ne put obtenir de réduction.

Quelles sont donc *les causes* qui rendent certaines inversions *irréductibles?* Nous voudrions vous faire connaître les principales, en les indiquant d'une manière précise.

1° *Contraction utérine.* — Une observation de Valentin, de Vitry, nous en fournit un exemple. La matrice, à la suite d'une inversion datant de 16 mois, était comme un véritable doigt de gant; mais, à la moindre pression, elle se contractait, pour se pelotonner contre le col; dans les essais de réduction, elle se durcissait, en s'arrondissant; les mêmes difficultés persistaient.

2° *Spasme du col.* — Le col contracturé, enserre fortement le pédicule de l'utérus inversé, comme ferait un sphincter; et, empêche complètement le refoulement de l'organe, à travers son orifice rétréci.

3° *Turgescence utérine.* — C'est une des causes les plus fréquentes de l'irréductibilité. L'utérus, étranglé au niveau du col, devient turgescent, œdémateux; le retour du sang veineux est entravé, tandis que l'afflux du sang artériel peut encore se faire; il en résulte une augmentation de volume du fonds de l'organe. Au contraire, le col, demeuré en place, subit son involution normale et se rétracte, tandis que l'involution utérine se trouve empêchée. Le tissu utérin est friable, saignant au moindre contact, et se déchire à toute tentative de replacement. D'où la perforation possible, et fréquemment observée.

4° *Transformation fibreuse de l'utérus.* — Plus tard, dans les cas anciens, les éléments anatomiques se transforment, *deviennent durs, fibreux et n'ont plus assez de souplesse, d'élasticité*, pour permettre au globe utérin, de se retourner sur lui-même. Sur une pièce anatomique, conservée au musée Saint-Barthélemy de Londres, l'utérus est réduit à un prolongement digitiforme, gros comme un porte-plume. Parfois, la transformation fibreuse se cantonne exclusivement au voisinage du col utérin, qui forme un *anneau dur*, rigide et très rétréci.

Voyons maintenant ce qui se passe du côté de la cavité abdominale. L'utérus inversé forme un entonnoir, un *infun-*

dibulum tapissé de la séreuse péritoniale : les transformations, qui s'effectuent dans l'intérieur de cette cavité, constituent une cinquième cause d'irréductibilité.

5° *Transformation de l'infundibulum péritonéal.* — L'orifice de l'infundibulum se contracte et s'endurcit ; il est rétréci, froncé comme l'ouverture d'une bourse fermée. La sclérose s'étend également aux organes voisins, tissu cellulaire, ligaments larges, trompes et ovaires, qui, prolabés dans l'infundibulum, peuvent se trouver resserrés par l'orifice, et sont, en tout cas, dans une situation qui modifie leur circulation et leur nutrition. Dans le but de faire céder la résistance de l'orifice péritonéal, Gaillard Thomas a imaginé d'ouvrir l'abdomen, de rechercher cet orifice, et de le dilater fortement à l'aide d'une pince spéciale. Il perdit une de ses deux opérées.

6° *Poussées inflammatoires dans l'infundibulum.* — L'infundibulum est parfois le siège de poussées inflammatoires, de *péritonites infundibulaires*, suivies de production de fausses membranes, qui se rétractent, agglutinent, et soudent, entre elles, les parois de l'infundibulum, les replis des ligaments larges, les annexes, les anses intestinales prolabées. Ces adhérences, une fois constituées, opposent un *obstacle absolu à la réduction*.

En résumé, les causes d'irréductibilité tiennent, à l'utérus lui-même, à la disposition de l'infundibulum, aux adhérences qu'il contracte avec les organes voisins. Cependant, en présence d'une inversion utérime non réduite, il n'y a pas à hésiter : il faut intervenir. Les hémorrhagies répétées, l'anémie consécutive, les infections secondaires, dues à des ulcérations de la muqueuse, ne tardent pas à compromettre l'état général ; et, mettent finalement la vie de la femme en danger ; même en dehors de ces accidents redoutables, l'inversion utérine constitue une triste infirmité, d'autant plus fâcheuse, qu'il s'agit de femmes jeunes et bien constituées.

Il nous faut maintenant, examiner les différents procédés de réduction, qui ont été essayés avec des fortunes diverses.

Nous ne parlons pas du procédé de douceur, véritable taxis, qui consiste à malaxer avec les doigts le fond de l'utérus, et à lui faire franchir le col en exerçant des pressions continues et ménagées. C'est là le traitement des inversions récentes, non incoercibles.

On a vanté les pessaires (pessaires à air, pessaires à eau), qui, introduits dans le vagin, comprimeraient le fond de l'utérus, et tendraient à le refouler peu à peu. Ces procédés ne sont pas innocents ; ils ont souvent déterminé des ulcérations, de la gangrène et même des perforations.

Pouey, chirurgien canadien, a employé le procédé suivant assez ingénieux. Plusieurs anses élastiques sont passées à travers le col, et fixées d'autre part au pourtour du pavillon d'un stéthoscope. L'autre extrémité du stéthoscope prend point d'appui sur le fond de l'utérus inversé, et, exerce ainsi sur lui, une pression continue qui tend à le refouler en haut. Ce procédé, appliqué heureusement, dans un certain nombre de cas, a une fois été suivi de mort.

Pozzi préconise le tamponnement du vagin à la gaze iodoformée, répété régulièrement pendant des semaines. L'œdème inflammatoire, la turgescence utérine diminuent, et il est quelquefois possible de réduire ensuite.

Reste à parler des procédés véritablement chirurgicaux.

Les opérations, pratiquées pour réduire l'inversion, ont consisté surtout en des incisions, des libérations du col utérin ; mais ces incisions, qui doivent remonter assez haut, n'ont pas toujours été inoffensives ; elle ont donné lieu souvent, d'après Dénucé, à des hémorrhagies graves, à des péritonites, et presque toujours sont restées insuffisantes,

Dans deux cas célèbres, Gaillard Thomas essaya de dilater l'infundibulum péritonéal, après avoir ouvert l'abdomen. Une de ses malades mourut des suites de l'opération.

En 1885-86, Malins, Schmalfus, chirurgiens allemands, après la laparotomie, ne purent obtenir la réduction. En 1885, Mundé, par la voie abdominale, n'obtint aucun résultat, bien qu'il s'efforçât d'attirer le fond de l'utérus, avec une ficelle fixée à l'aide d'un bouton, introduit par le vagin. Baldy dit à ce propos : « Quand l'abdomen fut ouvert, qu'on eut passé un fil solide à travers le fond de l'utérus dans le vagin, et qu'on eut attaché un bouton à l'extrémité vaginale de ce fil, j'ai vu faire d'inutiles efforts, avec une main dans le vagin, pour obtenir la réduction ; et, cependant, pour venir en aide aux tractions, on essayait d'agrandir le col par la partie supérieure, à l'aide de la dilatation. J'ai même vu un bouton traverser l'utérus, pendant les tractions faites sur le fil, et, la malade mourut. » En résumé, tous les procédés d'incision du col, ont donné de mauvais résultats ; un seul succès et quatre résultats déplorables.

Cependant, une place à part, il nous semble, doit être réservée au moyen imaginé récemment par Otto Küstner. Ce chirurgien ouvre largement le cul-de-sac postérieur du vagin, pénètre dans la cavité de Douglas, en détruisant les adhérences avec soin. Puis, il engage un doigt, dans l'anneau d'étranglement de l'infundibulum péritonéal. Il fait alors une incision médiane postérieure sur l'utérus prolabé dans le vagin, s'étendant de deux centimètres du fond jusqu'à deux centimètres de l'orifice externe du col. La paroi postérieure de l'utérus est donc coupée dans toute son épaisseur, de la surface muqueuse à la surface péritonéale. On essaye la réduction, l'index introduit dans l'infundibulum soutenant le col, et le pouce de la même main repoussant et retournant le fond de l'utérus. On termine, en suturant la longue incision utérine, et le cul-de-sac de Douglas. Ce procédé, très méthodique, est tout-à-fait en rapport avec les progrès récents de l'intervention, par la voie vaginale. Mais est-il sans dangers? L'hémorrhagie n'est-elle pas à redouter. N'y a-t-il pas lieu de craindre qu'il soit insuffisant, quand on voit que les opérateurs ne réussissent pas, pièces en mains, après les autopsies ou les hystérectomies, à obtenir le retournement? Nous l'avons essayé deux fois sans succès.

Quand la réduction ne peut être obtenue par aucun de ces procédés, il faut bien en arriver à l'ablation de l'utérus.

Le moyen le plus simple est l'excision de tout ce qui dépasse le col ; mais il y a, dans ces cas, d'abord danger d'hémorrhagies et d'infections ; et aussi, de blessure de l'intestin, les anses intestinales se prolabant assez souvent dans l'infundibulum, ainsi que nous l'avons dit déjà.

On a vanté, dans le même ordre d'idées, d'étrangler et de sectionner le pédicule avec l'écraseur linéaire ou la ligature élastique ; ce dernier procédé a été récemment perfectionné par Perier.

La cure est longue avec la ligature élastique ; au moment de la séparation de l'utérus sphacèle, les dangers d'infection persistent ; la mortalité est restée élevée.

Aussi quand nous n'arrivons pas à réduire l'utérus, nous considérons que la méthode de choix est *l'hystérectomie vaginale totale ;* nous n'insistons pas ici sur le manuel opératoire que nous avons décrit dans une récente communication au congrès international de chirurgie de 1896. (Session de Genève, 2me vol. p. 147) (1).

A la suite de cette leçon, il est procédé immédiatement à l'opération. Après chloroformisation de la malade, on fait des tentatives de réduction, en cherchant par des malaxations sur le fond de l'utérus inversé, à en diminuer le volume, et à faciliter sa réintégration à travers l'orifice du col ; ces manœuvres, ne donnant aucun résultat, ne sont pas prolongées davantage, et M. Duret pratique l'opération suivante,

(1) On verra, cependant, que dans le cours de l'intervention, après la leçon clinique, nous avons employé un procédé plus conservateur.

qui diffère des autres procédés décrits jusqu'à ce jour, et dont nous allons préciser les temps opératoires.

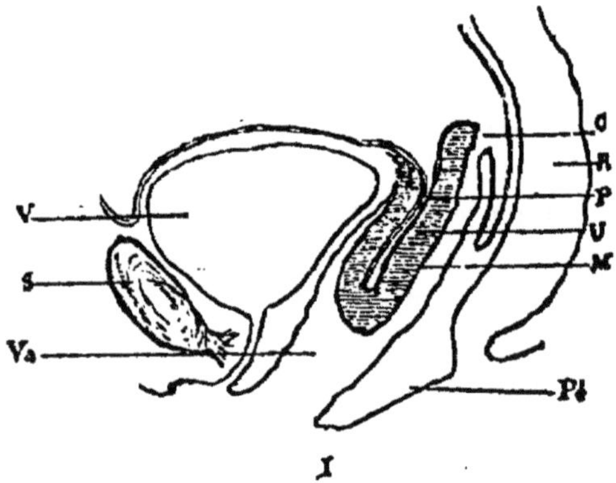

FIG. I. — Utérus inversé. — *1er temps :* Incision du cul-de-sac vaginal en C.

1er TEMPS. — *Incision du cul-de-sac postérieur*, immédiatement en arrière de l'utérus. Cette incision est faite transversalement, sur une étendue de 3 centimètres. Préalablement, le fond de l'utérus a été saisi avec une pince de Museux et attiré au dehors ; sous cette traction, le col s'inverse complètement, à son tour, et se présente par sa face profonde, reconnaissable, aux rameaux de l'*arbre de vie*. (Voy. Fig. I).

2e TEMPS. — *Incision verticale médiane postérieure de*

tout l'utérus, depuis la lèvre antérieure de l'incision vaginale, jusqu'au fond de l'utérus. Cette incision, qui part du milieu de l'incision vaginale, divise le col dans toute son épaisseur, ainsi que la paroi de l'utérus : elle va de la muqueuse jusqu'au péritoine, qui tapisse l'infundibulum. (Voy. Fig. II).

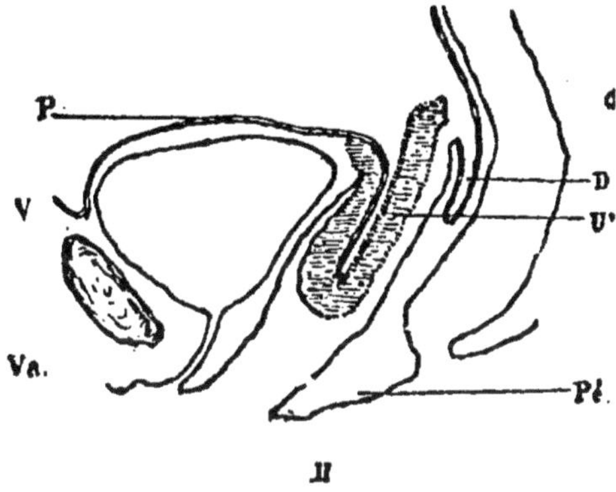

Fig. II. — 2e *temps :* Incision de la face postérieure de l'utérus et du col dans toute leur épaisseur. Les parties incisées sont indiquées par un fin pointillé, pour toute la paroi postérieure en U'.

3e Temps. — *Réduction de l'inversion utérine.* — Grâce à la large libération obtenue par la section du col et de la paroi postérieure de l'utérus inversé, il est facile de réduire sur place l'inversion utérine. Les deux *coques* ou moitiés de l'utérus, encore unies en avant, sont retournées sur place. La muqueuse, qui se présentait à l'extérieur, se trouve rentrée dans l'intérieur de la cavité utérine : la ligne de section, auparavant postérieure, devient antérieure. (Voy. Fig. III).

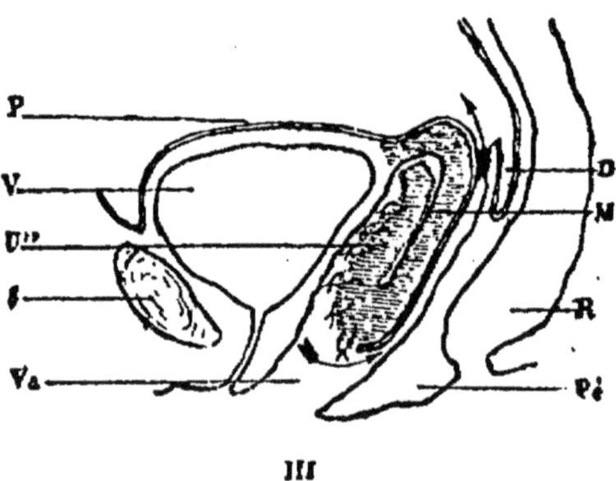

FIG. III. — *3e et 4e temps :* Après l'incision postérieure, les deux coques ou moitiés de l'utérus, tenant encore en avant, ont été retournées sur elles-mêmes, de telle sorte que la fente ou incision utérine, qui était en arrière, devient antérieure, en même temps que la face péritonéale est extérieure ou vaginale. Il suffit alors de suturer, par des points séparés muco-muqueux et musculo-péritonéaux, les deux lèvres de l'incision du corps de l'utérus en U''.

4e TEMPS. — *Reconstitution du corps utérin jusque l'isthme.* — La ligne de section de l'utérus est suturée, en commençant par le fond de l'organe, jusqu'à l'isthme : 1° par un plan de suture profond muco-muqueux, 2° par un plan superficiel, comprenant muscle et péritoine ; tous deux au catgut. (Voy. Fig. IV).

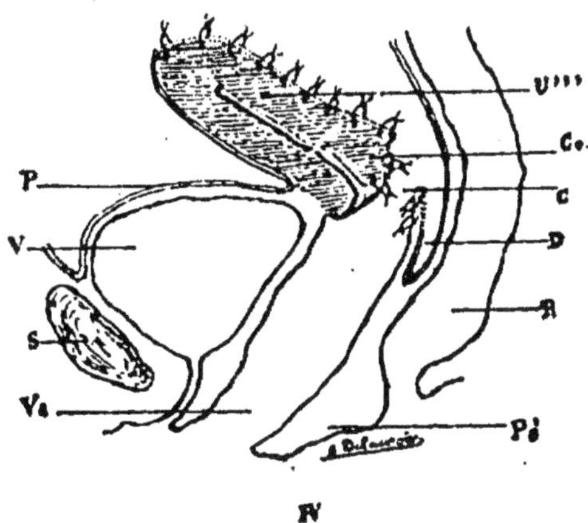

Fig. IV. — 4e et 5e *temps :* Reposition de l'utérus, en faisant repasser son fond, par la fente vaginale élargie, et suture de la portion cervicale. — *Explication des lettres dans les quatre figures :* U U' U'' U'''. Utérus. — C, Incision du cul-de-sac vaginal. — M, Muqueuse utérine.— P, Péritoine. — D, Cul-de-sac de Douglas. — Va, Vagin, V, Vessie. — S, Pubis. — R, Rectum. — Pé, Périnée. — Co, Col utérin reconstitué.

5e temps. — *Reposition de l'utérus.* — L'utérus, se présentant désormais par sa face péritonéale, reste encore dans le vagin. Il faut le réintégrer par la boutonnière vaginale du cul-de-sac postérieur, jusque dans l'excavation. Cette ouverture, trop étroite pour permettre de réintroduire le fond de la matrice, est agrandie par une incision secondaire médiane, partant de la lèvre postérieure de l'incision primitive, et poursuivie perpendiculairement, vers le rectum. Par cette large fente, peut être effectuée facilement, la *reposition* de l'utérus, à condition de fixer les lèvres de l'incision par deux pinces, maintenues par un aide.

6e TEMPS. — *Reconstitution du col utérin.* — Après refoulement du corps utérin dans l'excavation, il faut terminer l'opération par la reconstitution du col utérin, resté ouvert en arrière. Pour cela, la lèvre antérieure du col est saisie avec une pince de Museux et attirée en bas ; on fait la suture depuis l'isthme jusqu'au bas du col. — Deux plans de suture au catgut, comme précédemment.

Deux gros grains sont introduits par la boutonnière vaginale, jusque dans l'excavation ; tamponnement à la gaze iodoformée, de façon à empêcher la rétroversion de l'utérus.

L'ouverture vaginale est laissée largement ouverte, pour drainer.

Les résultats opératoires ont été excellents ; la femme n'a jamais eu d'élévation thermique : elle se levait au 15e jour.

Cette intervention, beaucoup plus radicale que l'opération d'Otto Küstner, permettra d'éviter, dans bien des cas, l'hystérectomie vaginale.

L'ablation de l'utérus et des annexes, pour inversion utérine, n'est qu'un pis-aller, et ne saurait être admise que dans le cas, où l'on est dans l'impossibilité absolue de réduire l'inversion. Grâce à la large incision libératrice, partant du col et remontant jusqu'au fond de l'utérus, il sera, le plus souvent, possible de dégager les annexes, de détruire les adhérences, de lever les différents obstacles, et, finalement, de *réduire l'inversion.* Les autres temps de l'opération : réduction, suture, reposition de l'utérus, ne présentant pas de difficultés insurmontables. Au point de vue des résultats, on a la satisfaction de conserver un utérus sain, — qui a fait ses preuves, — à des femmes jeunes encore (22 ans dans notre cas), et d'éviter une mutilation toujours pénible, quand elle n'est pas indispensable.

III

A PROPOS D'UNE NOUVELLE OPÉRATION CONSERVATRICE POUR LA CURE DE L'INVERSION UTÉRINE IRRÉDUCTIBLE

(DE LA COLPO-HYSTÉROTOMIE POSTÉRIEURE)

Dans une leçon clinique publiée le 9 juillet 1898, dans la *Semaine Gynécologique*, et dans le *Journal des Sciences Médicales*, nous exposions avec soin les causes les plus directes de l'irréductibilité dans l'inversion utérine, et nous terminions par la description d'un procédé opératoire, que nous croyions entièrement nouveau, qui permettait de *réduire l'inversion et de conserver l'organe.* (1)

Ce procédé consistait, essentiellement, en une *colpo-hystérotomie postérieure,* permettant le retournement de l'utérus inversé.

On pratiquait ensuite, une double suture de la longue incision faite à la paroi postérieure de l'utérus, devenue antérieure; puis, le fond de l'organe était relevé, réintroduit dans l'abdomen, par l'ouverture vaginale débridée, et reposé en situation normale. On achevait alors la réfection de l'utérus, par une suture soignée de l'isthme et du col. (Voy. Fig. I, II, III, IV, leçon II.)

Bref l'opération comprenait six temps principaux: 1° l'incision du cul-de-sac postérieur du vagin; 2° la colpo-hystérotomie postérieure complète; 3° le retournement de l'utérus inversé; 4° la suture double du corps de l'utérus jusqu'à l'isthme; 5° la réduction et la reposition de l'organe; 6° la suture et la réfection du col.

---

(1) Voy. la leçon précédente, p. 17.

Dans une lettre à la date du 15 septembre 1898, le Dr Giovani Piccoli, coadjuteur de l'Institut obstétrico-gynécologique de Naples, nous adresse une réclamation de priorité; et, nous envoie plusieurs brochures qu'il a publiées sur le sujet, et un article récent, édité dans les *Archives italiennes d'Obstétrique et de Gynécologie* (Anno, V, fasc. 8).

Lorsque notre leçon a été publiée, nous ne connaissions pas les mémoires du Dr Piccoli. Nous les eussions cités avec empressement. Nous ignorions aussi les deux opérations exécutées avec succès par le Professeur Morisani de Naples, et par le Dr Enrico Sava. Nous devons ajouter qu'aucun des traités classiques les plus récents, en particulier le Traité du Professeur Pozzi, 3e édit. 1897, et celui de Labadie-Lagrave et Legueu (1898), ne fait mention du procédé de Piccoli, et des opérations des deux chirurgiens italiens.

Nous avions été conduits, par les circonstances, à pratiquer l'incision de la paroi postérieure de l'utérus inversé dans toute son étendue, afin d'en obtenir le retournement. Ayant d'abord fait les incisions d'Otto Kustner, et ayant ensuite tenté de réduire l'inversion, cela nous fut impossible. Nous eûmes alors l'idée de poursuivre plus loin l'incision, de l'étendre jusqu'au fond de l'utérus, et alors la réduction fut possible. Le 19 décembre 1893, le Dr Piccoli, dans un cas d'inversion irréductible, tenta d'abord la réduction par le procédé de l'incision du col n'y réussit pas, et, la malade étant anémiée par les pertes de sang, il fit rapidement une *hystérectomie vaginale*, et la sauva.

Après cette opération, cherchant à réduire l'inversion sur l'utérus qu'il avait extirpé, il n'y parvint qu'en prolongeant l'incision commencée sur la face postérieure de l'utérus, jusqu'à son fond. De là, lui vint l'idée d'un procédé nouveau dont il entretint les membres du Congrès international de médecine de Rome, en mars-avril 1894.

En raison de cette publication, et de celles que le Dr Piccoli nous a obligeamment communiquées (1) nous ne faisons aucune difficulté de reconnaître *que la priorité de l'idée* de l'incision totale de la face postérieure de l'utérus, dans l'inversion chronique irréductible pour en obtenir le retournement, appartient au Dr Piccoli. Nous reconnaissons également que, deux fois avant nous, l'opération indiquée par Piccoli, a été exécuté heureusement, par le Professeur Morisani, de Naples, et le Dr Enrico Sava.

Ces constatations loyalement faites, nous croyons cependant équitable d'établir que l'opération, que nous avons pratiquée avec succès chez notre malade, *diffère par plusieurs points des précédentes.* Pour qu'on en puisse juger, il est nécessaire de faire connaître exactement les pièces du débat scientifique : l'importance des résultats obtenus, et l'utilité d'une bonne technique, méritent que les choses soient connues avec quelques détails.

Comme nous l'avons déjà dit, la première publication du Dr Piccoli a eu lieu au Congrès international de médecine de Rome, en mars-avril 1894.

Sur un *utérus inversé, enlevé par l'hystérectomie*, il prolonge l'incision incomplète faite à la paroi postérieure, et réussit, après l'opération, à obtenir le retournement. Il ajoute ensuite :

La conclusion qu'on peut tirer de ce fait clinique, c'est que l'obstacle à la réduction de l'inversion chronique, est causé par

---

(1) Propositio di un nuovo processo par la cura conservatrice della inversione cronica, etc, (Congrès int, de Roma, 1894, Vol. V, p. 236-237).
— E. SAVA. Un caso d'inversione cronica.... (*Arch. di obst. et gyn.*, 1897, n° 9).
— G. PICCOLI. Nuovo processo conservatore par la cura della inversione chronica... (Extr. *Academio medico chir. die Napoli.* Anno. 41, n° 6, 1897).
— Id. (Extrait. *Archiv. di Obstetricia e Gynécol.* Anno V. Fasc. 3.
— G. PICCOLI. Per la priorità del processo di colpo istorotomia posteriore nella cura delle inversione cronica... (Note in *Arch. Obstetricia e Gyn.* Anno V. Fasc. 8, 1898).

la rigidité de la paroi, par la rétraction et la résistance de l'infundibulum de l'inversion ». Il rejette les méthodes de Thomas, d'Antona, de Millot, de Barnes, de Backer Brown, qui sont insuffisantes et dangereuses. Celle de Kustner diffère de la sienne, parce qu'il commence l'incision de la paroi postérieure seulement à deux centimètres du fond et la termine à deux centimètres de l'orifice externe. Il formule en ces termes, au Congrès, les règles de son opération :

Dans toute inversion non réductible par le taxis.

1° Faire l'asepsie du canal génital, abaisser l'utérus avec un lien élastique, et éventuellement curetter la muqueuse utérine.

2° Large ouverture de l'espace de Douglas, par une incision transversale du cul-de-sac postérieur du vagin.

3° Nouvelle tentative de réinversion, et, si elle ne réussit pas, incision sur la ligne médiane, de toute l'épaisseur de la paroi postérieure du col et du corps de l'utérus jusqu'au fond, s'il est nécessaire et réinversion de l'organe.

4° Suture de l'ouverture péritonéale faite à l'utérus avec des points séparés.

5° Reposition de l'utérus et fermeture de l'espace de Douglas avec points de suture.

6° Réserver l'hystérectomie pour le cas d'hémorrhagie incoercible de la surface de section.

La description opératoire est sommaire, insuffisante en ce qui concerne le mode de suture de la plaie utérine, et montre bien que l'auteur *n'avait pas exécuté sur le vivant*, l'opération qu'un essai sur le cadavre l'avait amené à concevoir.

Trois années plus tard, dans une communication à l'Académie médico-chirurgicale de Naples, il publie un second travail, dans lequel il relate deux opérations pour inversion utérine, exécutées sur le vivant (1) d'après son procédé.

Voici d'abord le récit de l'opération du Professeur Morisani, qui eut lieu le 6 février 1896.

---

(1) Un novo processo conservatore par la cura della inversione cronica dell'utero par Dott. Giovanni Piccoli (*Academia med. chirurg. de Napoli*, n° 6, 1897).

Cas de Morisani. — La malade était une jeune femme âgée de 25 ans. Après deux années de mariage, elle devint enceinte. La première partie de son accouchement se passa péniblement : elle fut placée sur deux chaises, et expulsa un fœtus à terme. Mais le placenta ne sortant pas facilement, la sage-femme fit des tractions énergiques : elle parvint à l'extraire : mais il s'écoula une grande quantité de sang. C'est seulement quinze jours après, qu'au moment d'un cathétérisme, la malade faisant effort, on vit sortir des voies génitales une tumeur grosse comme une tête de fœtus, rouge, saignant abondamment. Un médecin appelé conseilla l'application d'un mouchoir imbibé d'huile d'amandes. La malade resta ainsi pendant sept années ; elle perdait du sang à chaque effort. Pendant trois années, elle vint à la Clinique où on lui appliqua, de temps à autre, un colpeurynter de Braun, sans grand résultat ; et, nous lui conseillâmes de chercher la guérison dans une opération.

Elle vint dans le service du Professeur Morisani, qui essaya une fois encore le pessaire à eau de Braun, sans succès.

Le 6 février 1896, ayant asepsié les voies génitales, ce chirurgien, saisissant le col avec des pinces de Martin, appliqua un tube élastique sur la partie la plus élevée de l'utérus inversé, et, par une légère traction, l'amena hors de la vulve. Il s'aperçut alors que le pédicule de la tumeur était formé par le col utérin, et qu'il avait transformé une inversion du 2e degré, en 3e degré. Il saisit la lèvre postérieure avec deux pinces de Martin, supprima le lien élastique, et attira l'utérus en haut vers le pubis, après l'avoir entouré de gaze stérilisée.

Il fit ensuite une ouverture d'un centimètre 1/2 au cul-de-sac vaginal, ouvrit l'espace de Douglas, introduisit l'index dans l'infundibulum péritonéal de l'inversion, et fit de nouveau une tentative inutile de taxis.

Alors, il agrandit l'incision du cul-de-sac vaginal, et ouvrit plus largement l'espace de Douglas, d'un ligament sacré à l'autre, suivant une ligne courbe. La phalange unguéale de l'index fut introduite dans l'infundibulum de l'inversion, et servit de guide à un bistouri boutonné, avec lequel il commença à inciser verticalement, sur la ligne médiane, la paroi postérieure du col et du corps de l'utérus, en allant de l'orifice externe vers le fond.

Il s'arrêta un instant dans l'incision, pour faire une nouvelle tentative de réinversion, mais inutilement. Il fut contraint de prolonger l'incision verticale jusqu'au fond ; et, quand l'infundibulum fut totalement ouvert, en plaçant les pouces sur la surface de l'utérus, de chaque côté de l'incision, en combinant des mouvements de pression des pouces sur la base de la tumeur, et des tractions en dehors des lèvres de l'infundibulum avec les autres doigts, il obtient la réinversion avec une facilité extraordinaire. La paroi postérieure divisée devint antérieure, et la surface péritonéale primitivement interne se trouva en dehors. L'utérus était alors dans la position qu'il occupe, après sa culbute, dans l'hystérectomie vaginale (1). Si l'on veut permettre une comparaison, l'utérus se réinverse comme la manche d'un habit qu'on retourne.

Il s'écoula peu de sang des surfaces cruentées, hormis d'une petite artère, de la paroi droite, juxta-péritonéale.

Ne pouvant lier isolément le petit vaisseau, avec une aiguille courbe on passa un fil à 3 millim. du bord de l'incision, et on le lia sur le péritoine : l'hémostase fut complète.

Les parties cruentées du corps et du col furent rapprochées, et réunies par leur surface péritonéale, à l'aide de 12 points séparés profonds, et de deux superficiels, avec du fil de soie aseptique.

La suture étant terminée, l'utérus fut repoussé à travers l'ouverture du cul-de-sac postérieure, de manière à faire rentrer d'abord le corps, puis le fond, de telle sorte que l'organe se trouva à sa place dans une légère antéversion.

Le Professeur Morisani préféra laisser ouvert le cul-de-sac postérieur, et, après une abondante irrigation avec l'eau stérilisée, il remplit le vagin avec de la gaze, de manière à maintenir l'utérus dans la position voulue.

Les suites opératoires furent un peu entravées par un catarrhe bronchique, et par une élévation de température, qui au 6e jour

---

(1) C'est-à-dire le fond en bas et la face postérieure en avant : on obtient ce résultat, dans l'hystérectomie, quand, après incision du cul-de-sac vaginal postérieur, on attire le fond de l'utérus, et on le bascule complètement en bas et en avant. (Note du traducteur.)

atteignit 40° : mais une injection hypodermique de quinine, et une injection intra-utérine de sublimé au 1/500°, arrêta les manifestations, et le 10° jour la malade quitta le service dans d'excellentes conditions. Elle fut revue 18 mois après : l'utérus était en bonne position, mobile, et ses fonctions étaient normales.

Telle est l'intéressante observation de Morisani : nous croyons que la légère infection qui survint consécutivement, et qu'il arrêta par une injection de sublimé intra-utérine, a pu avoir pour cause, l'emploi d'un seul plan de sutures. Nous l'avons fait double dans notre opération.

Cas de Enrico Sava. — Giovanina P., des environs de Naples, n'a aucun antécédent, a toujours joui d'une bonne santé, est réglée normalement depuis l'âge de 13 ans. Elle devint enceinte à 17 ans, et la grossesse suivit un cours régulier. La première partie de l'accouchement fut bonne : mais l'extraction du placenta fut très pénible, à cause d'adhérences presque totales. La sage-femme sachant que l'enfant était le fruit d'une union illicite, et ne comprenant pas la gravité du cas, n'appela pas de médecin : elle exerça des tractions énergiques sur le cordon, en même temps qu'elle exprimait fortement l'utérus. Celui-ci s'inversa totalement, et le placenta resta adhérent. Un médecin fut alors appelé, qui détacha le placenta, et repoussa l'utérus, sans réduire l'inversion.

L'hémorrhagie fut grave pendant la première heure, et ensuite irrégulière. Le 13° jour, l'utérus se prolaba de nouveau : le médecin le repoussa dans le vagin et, pour éviter qu'il ne retombât, appliqua un gros pessaire, qui causa pas mal de douleurs et ne resta en place que quelques jours. Les hémorrhagies continuant et devenant plus graves, le Dr Gregorio fut appelé : il en reconnut la véritable cause, c'est-à-dire l'inversion, dont il tenta vainement la réduction manuelle. Il se contenta alors d'introduire des tampons vaginaux qu'il laissait en place 24 à 48 heures, dans le but non seulement d'arrêter les hémorrhagies, mais d'opérer peu à peu la réduction.

Après trois mois, celle-ci avait fait peu de progrès ; il pensa alors que la malade gagnerait beaucoup pour le rétablissement de sa santé, si on pouvait avoir recours à une opération rapide.

Le 20 juin 1897, cette opération fut faite par le Dr Sava avec l'aide des Drs Murando, Poso, Peli et Gregorio.

La malade, à ce moment, offrait tous les caractères d'une personne atteinte d'anémie grave : l'utérus était de volume normal.

Opération. — Après narcose chloroformique, on essaya sans succès de réduire l'inversion. Alors, avec la valve de Simus, écartant la paroi vaginale, on mit à découvert l'utérus inversé, et sur le bourrelet du col en rapport avec l'orifice externe, on plaça le nœud coulant d'un tube élastique, portant une pince à pression, avec laquelle on exerça des tractions, jusqu'à amener l'organe inversé en dehors de la vulve. Celui-ci fut alors porté en haut, de manière à découvrir le cul-de-sac postérieur du vagin. Après quoi, on incisa la paroi vaginale, à un centimètre de son implantation sur le col, sur une largeur de 5 centimètres.

Cette ouverture fut élargie, de manière à ouvrir largement le péritoine. Par cette brèche, on introduisit l'index de la main gauche en supination, qu'on poussa peu à peu dans l'infundibulum. On chercha alors à explorer les annexes, et on reconnut que les tissus étaient lisses et homogènes, et parfaitement sains. Avec un bistouri boutonné, guidé sur le doigt, introduit dans l'infundibulum, on incisa la paroi postérieure de l'organe, en partant de l'orifice externe jusqu'à deux centimètres du fond : la réduction devint très facile. Après avoir écouvillonné la muqueuse avec un tampon à aigrettes, on pratiqua la suture de l'utérus avec 14 points séparés, comprenant seulement la séreuse et la couche musculeuse sous-jacente, en allant du fond vers l'orifice externe.

La reposition de l'utérus dans la cavité abdominale, fut d'abord impossible, parce que l'incision du cul-de-sac vaginal était trop étroite. On fit une seconde incision verticale, sur la paroi vaginale postérieure, longue de cinq centimètres et se branchant en T sur l'incision transversale. Par cette brèche plus ample, l'utérus fut remonté sans obstacle. On sutura, au catgut, l'incision verticale du vagin. Quant à l'ouverture transversale, elle fut remplie avec des lanières de gaze, afin de drainer — et le vagin lui-même fut rempli, de manière à maintenir l'utérus en antéversion.

L'opération dura un peu plus d'une demi-heure. Elle aurait été beaucoup moins longue, si on n'eut pas perdu du temps à vouloir réduire l'utérus par une ouverture vaginale trop petite.

Aucun incident ni chloroformique, ni opératoire, n'eut lieu : minime perte de sang.

Les suites opératoires furent nulles. Ecoulement de sérosité les 3e, 4e et 5e jour. L'opérée se leva le 15e jour.

Nous avons tenu à reproduire entières les deux observations des chirurgiens italiens, parce que les faits cliniques établissent — mieux que toute discussion — la valeur de la méthode. Comme nous, ils ont procédé par degrés, incisant le cul-de-sac postérieur, mettant le doigt dans l'infundibulum, incisant un peu le col et le corps, puis essayant de réduire. Ils n'y parviennent qu'en prolongeant l'incision sur le fond, jusqu'à son extrême limite ; c'est donc lui qui oppose le dernier obstacle au retournement.

Leur procédé diffère du nôtre, par plusieurs détails importants : nous n'avons pas utilisé la traction du tube élastique. Elle est inutile, et offre des inconvénients d'après Sava. On peut aisément saisir le fond avec des pinces de Museux, et le fixer. — Ils ont fait, comme nous, la *colpo-hystérotomie postérieure* à partir de l'incision vaginale; cette section d'ailleurs, si elle est bien médiane, n'expose pas aux hémorrhagies. Seul Morisani a dû lier une artériole.

Pour la réduction de l'inversion, nous avons procédé, comme Morisani, avec le pouce et les doigts, en retournant les deux *coques* ou moitiés de l'utérus.

Le temps de la reposition de l'utérus dans la cavité pelvienne nous a présenté quelques difficultés, à Sava et à nous. Nous avons, tous les deux, élargi la brèche vaginale, par une incision verticale, perpendiculaire à l'incision transversale, et la réduction est devenue facile.

Notre procédé de suture de l'utérus divisé *diffère notablement* de celui de Morisani et de Sava. Ces deux chirurgiens l'ont fait à points séparés, et à un seul plan péritonéo-musculaire. Piccoli, sans préciser, se contente d'indiquer les points séparés comme mode de suture. Or, à notre avis, il importe grandement qu'il y ait une *coaptation très exacte, très hermétique*, de l'incision utérine.

Nous avons vu que Morisani a eu une fièvre d'infection pendant les quatre premiers jours qui ont suivi son opération. Il ne l'a éteinte que par des injections de sublimé intra-utérines. Il est probable que la cause en a résidé, dans l'occlusion imparfaite de la muqueuse. La suture qu'il avait faite étant à un seul plan, du côté musculo-péritonéal, *laissait plus ou moins entrouverte la fente de la muqueuse.*

On sait que les coaptations très *exactes* évitent mieux, les infections d'origine locale, dans les viscères creux ouverts.

D'autre part, si la réunion des tranches utérines est parfaite, il y a moins de risques à courir pour des malformations utérines, dans les grossesses futures.

Enfin un des auteurs italiens, après l'opération, a constaté une éversion, un ectropion du col.

Aussi, pour éviter ces inconvénients, vaut-il mieux, comme dans notre opération, faire la suture de la fente utérine, *à deux plans et en deux temps.*

On fait un plan de suture profond, à points continus serrés tous les deux ou trois points, pour la *muqueuse*, avec du catgut. Puis, on fait un second plan *péritonéo-musculaire*, comprenant la plus grande épaisseur de la tranche utérine, à points séparés au catgut, très solidement noués. Quelques points superficiels intermédiaires ferment encore plus hermétiquement le péritoine.

Il vaut mieux également faire les sutures en *deux temps.* Dans un premier temps, on suture le *corps de l'utérus jusqu'à l'isthme.* Puis on réduit l'organe dans la cavité pelvienne. Le col, divisé jusqu'à l'isthme, se présente dans le fond du vagin. Il est alors plus facile, *dans un second temps*, d'en faire la suture en deux plans. La réfection en est ainsi *plus parfaite*. On n'a plus à craindre d'éversion ou d'ectropion consécutifs.

On ferme aussi l'incision verticale du vagin ; mais l'incision tranversale doit rester béante, afin de permettre le drainage, avec des lanières de gaze, qui, en même temps, remplissant le Douglas et le vagin, et soutiennent le corps de l'utérus, en bonne position.

En résumé, l'opération indiquée pour la première fois par Piccoli de Naples, et exécutée avec succès sur le vivant, deux fois par les deux chirurgiens italiens, Morisani et Sava, et une fois par nous, dote la chirurgie obstétricale et gynécologique, d'une méthode sûre et *conservatrice*, pour la cure des *inversions utérines irréductibles*. Elle repousse loin les indications de l'hystérectomie vaginale, qui ne sera utilisée que dans quelques cas *bien rares*, où les pertes de sang ne permettent pas une opération conservatrice.

De plus, ces trois cas cliniques, montrent que l'utérus peut être ouvert verticalement dans toute sa hauteur, refermé par des sutures hermétiques, et replacé sans danger dans l'abdomen. L'avenir montrera bientôt, quels profits la chirurgie intra-utérine, peut retirer de la *colpo-hystérotomie postérieure*.

IV

DES PYOHÉMIES UTÉRINES PUERPÉRALES

I. Lorsqu'après un accouchement, on se trouve en présence de symptômes graves d'infection et qu'on ne peut plus en accuser la *plaie utérine* soigneusement curettée et désinfectée, on pense volontiers, avec les tendances actuelles, qu'on constatera des lésions accusées du côté des *annexes*, ou du *tissu cellulaire pelvien*. Le plus souvent, en effet, on rencontre une annexite, un pyosalpinx, une périmétrite, etc.

Il est des cas, cependant, où ni le palper bi-manuel, ni l'exploration vaginale, ne révèlent des lésions bien marquées dans les annexes, autour de l'utérus, ou dans le tissu cellulaire pelvien.

L'embarras du chirurgien est grand, et, s'il a constaté, comme cela est fréquent en ces circonstances, un peu d'induration d'un des culs-de-sacs, un peu de fixité de l'utérus de ce côté, il pensera qu'il y a là quelque collection purulente, qu'il faut ouvrir.

S'il intervient, il sera déçu : car l'incision des culs-de-sacs, dans les cas que nous avons en vue, ne donnera issue à aucun liquide purulent. L'infection est plus profonde ; elle est *interstitielle ;* elle est confinée dans le parenchyme et dans les vaisseaux de l'utérus, *sans aucun retentissement péritonéal ou pelvien.*

C'est à ces cas que nous réservons le nom de *pyohémies utérines puerpérales.*

II. La fièvre puerpérale était, il y a une vingtaine d'années, attribuée à l'absortion péritonéale, et se confondait presque avec la péritonite et la pelvi-péritonite.

Lorsque les malades mouraient, ce qui était presque la règle, on disait qu'elles avaient succombé à une *péritonite puerpérale*.

Les recherches de Siredey, Lucas-Championnière, Fioupe, Auger, etc., montrèrent : que fréquemment l'infection puerpérale était liée à des lymphangites, ou à des phlébites infectieuses, ayant leur origine dans l'utérus,

Dans ces derniers temps, on semblait un peu reléguer au second plan cette doctrine, qui cependant *reposait sur des faits précis*. La fièvre puerpérale était plus volontiers attribuée à des endométrites, à des pyo-salpingites, à des annexites, ou à des inflammations du tissu cellulaire pelvien.

Bref, toute fièvre puerpérale devait trouver son explication dans des lésions localisées, justiciables de l'action chirurgicale : curettages, salpingectomies, colpotomies, hystérectomies.

Les faits que nous allons relater, montrent qu'il ne faut pas tenir en oubli la doctrine de Siredey et Lucas-Championnière.

Dans les infections puerpérales, il peut s'agir uniquement de lymphangites et de phlébites *utérines* infectieuses : elles peuvent exister SEULES.

Comme nous le faisions observer dans une leçon clinique récente (1), pour établir un diagnostic méthodique, lorsqu'on se trouve en présence d'une fièvre puerpérale, il faut rechercher si elle est la *marque* d'une infection *généralisée* ou d'une infection *localisée*.

L'examen par le palper bi-manuel ou par le toucher vaginal, par le spéculum, la vue des lochies et autres écoulements, feront assez rapidement reconnaître les *lésions localisées* : endométrites, salpingites, périmétrites, phlegmons et abcès des ligaments larges.

Les infections *puerpérales généralisées* forment deux

(1) De l'intervention chirurgicale dans les infections puerpérales. (*Semaine gynécologique*, 1. 98, p. 330 et *Journ. des Sciences médicales*, 1898, n° 20, p. 470, et *Leçons cliniques*, p. 1.

classes : les *péritonites généralisées* d'origine puerpérale, faciles à reconnaître au facies, au ballonnement du ventre, aux vomissements, et les *septicémies puerpérales*.

Les septicémies puerpérales sont tantôt des *septicémies pures*, tantôt des *septico-pyohémies*. Elles sont aiguës, subaiguës, ou chroniques. Il n'y a pas de ballonnement du ventre, pas de vomissements continuels. Ce qui domine, c'est la fièvre intense, 39° à 40°, précédée souvent d'un grand frisson qui reste unique. Plus tard, on observe du délire, un pouls trémulent, petit, rapide, des soubresauts de tendons, une langue fuligineuse, etc.

Dans les formes *plus chroniques*, dans les *septico-pyohémies* ou dans la *pyohémie*, la fièvre est due à l'absorption intermittente de poisons morbides. De grands frissons surviennent à des intervalles irréguliers, suivis d'ascensions thermiques considérables. En dehors de ces accès, on observe des rémissions trompeuses. L'infection se fait par actes successifs ; des décharges virulentes, provenant des lymphatiques et des veines, se déversent, à intervalles inégaux, dans le sang, et déterminent des poussées fébriles.

Dans les cas les plus graves, on peut observer des métastases, des suppurations à distance ; abcès métastatiques dans les poumons, pleurésies purulentes, endocardites, arthrites purulentes, parotidites, infarctus rénaux, hépatiques, cérébraux. Mais, assez fréquemment, les lésions pyohémiques restent longtemps confinées dans les régions génitales, dans le pelvis, et même, UNIQUEMENT, DANS L'UTÉRUS LUI-MÊME.

Ces infections méritent alors plus spécialement les noms de : PYOHÉMIES UTÉRINES PUERPÉRALES.

III. Les deux observations que nous allons relater justifieront, mieux que tout discours, la légitimité de cette dénomination. Elles sont particulièrement instructives, pour les chirurgiens appelés à intervenir, dans ces cas si particuliers d'infection puerpérale.

OBSERVATION I. — La nommée T..., Zoé, 21 ans, primipare. était accouchée à la Maternité Saint-Raphaël, le 13 mars 1898, à 7 heures du soir, en O. I. G. A., d'un garçon paraissant normalement constitué. On remarque cependant qu'il présentait un peu d'œdème des jambes, et de l'hydrocèle réductible de la bourse gauche. Il succomba vingt-quatre heures après, avec des symptômes de congestion pulmonaire et de péritonite (1).

La délivrance de la mère fut spontanée et complète, quant aux cotylédons placentaires. Il est possible, cependant, qu'une légère portion des membranes ait été retenue. A noter, une petite déchirure périnéale.

Le soir de l'accouchement, la température était à 38° ; mais rien d'anormal.

Le lendemain 37° matin et soir.

---

(1) L'enfant se plaint toute la nuit, prend à peine quelques gorgées de liquide, vomit plusieurs fois, respire avec peine, et le lendemain matin est légèrement cyanosé. Le ventre est gros et douloureux. On le place dans la couveuse de Diffre.

Même état jusqu'au lendemain à midi, où on s'aperçoit que l'enfant est bleu, et ne respire plus. On remarque alors que l'œdème des jambes et de la bourse est considérablement augmenté. Ventre ballonné, refroidissement. Mort imminente. Il est immédiatement placé dans un bain chaud, élevé progressivement vers 45° ou 50°. En même temps, respiration artificielle et tractions rhytmées de la langue. Bientôt la peau rougit et la respiration se rétablit. Il pousse même quelques cris. A ce moment, l'auscultation fait percevoir, dans toute la hauteur des poumons, des râles crépitants fins, attribués à de l'œdème pulmonaire. Malgré la continuation des mêmes soins, la mort survient une heure après, dans le bain, avec cyanose généralisée.

L'autopsie, faite 36 heures après, montre : 1° Une ascite considérable contenant des grumeaux et des filaments muco-purulents, communiquant avec l'hydrocèle des bourses. Toute la masse intestinale et le foie sont agglutinés en un bloc, par des adhérences et des fausses membranes. Il s'agit donc d'une *péritonite aiguë, fibrino-purulente, généralisée.* 2° Un peu de liquide dans les plèvres et le péricarde. Les deux poumons sont hépatisés, brun-rougeâtres. 3° Cœur, rien d'apparent. Trou de Botal pourvu d'une mince valvule insuffisante. Cerveau sain. 4° Les reins et les autres organes n'ont pas été examinés. 5° Le liquide péritonéal est examiné au microscope ; mais on ne peut déterminer à quelle espèce d'infection est due la péritonite : on y trouve des espèces microbiennes multiples.

Le 3e jour, à 8 heures du matin, 40° ; pas de frisson, ni de point de côté, ni dyspnée, ni toux. Lochies normales. Pas de sensibilité des seins ou de l'utérus. Rien au périnée. Langue saburrale. Pas de selle depuis l'accouchement. Purgatifs salins.

Le soir du 3e jour, 40°5 et diarrhée, mais aucun autre symptôme permettant d'arrêter le diagnostic. On fit une injection intra-utérine de sublimé au 2000me, qui ne ramène rien d'anormal.

Le 4e jour, le matin 40°2, le soir 40°5. Vers le soir, la malade se plaint, pour la première fois, de son ventre. On trouve, à droite, dans la fosse iliaque, un empâtement un peu douloureux. Une injection intra-utérine ramène un débris de fausse-membrane, sans odeur. Un peu d'albumine dans les urines.

5e jour, 39°4 le matin. Diarrhée continuelle et douleur dans le flanc droit. Dans la nuit, les lochies ont été abondantes, mais toujours sans odeur. On se décide à faire un léger curettage de la cavité utérine, qui ramène plusieurs débris de membranes, et des caillots noirâtres en putréfaction, d'odeur infecte. Puis, la cavité est écouvillonnée avec des tampons imbibés d'eau phéniquée forte, jusqu'à ce qu'ils reviennent propres et sans odeur. On termine par une injection abondante et un tamponnement à la gaze iodoformée.

6e jour, c'est-à-dire le 19 mars, 38°6 et 39°8.

7e jour, (20 mars), 39° et 39°8.

8e jour (21 mars). — Nouvel écouvillonnage à l'aide de tampons, qui ramènent des débris putrilagineux. Le col lui-même est feuille morte, mou, friable. Bourrage iodoformé et pulvérisations iodoformées sur le col. Injection sous-cutanée de sérum. salé de 700 gr., 39° et 40°6.

9e et 10e jours (22 et 23 mars). — Température 39° et 40°6 — 39°4 et 40°7. Les tampons intra-utérins reviennent sans odeur. On cesse les pansements, et on fait par jour deux ou trois injections intra-utérines. On injecte sous la peau en plusieurs reprises, deux litres d'eau salée : la fosse iliaque droite reste toujours sensible et un peu empâtée.

12e jour (24 mars). — T. 39°4 et 40°9.

13e jour (25 mars). — Transfert dans le service de la clinique chirurgicale.

A son entrée, on trouve la malade dans un état général déplorable : la température à 41° le pouls à 148 ; elle est atteinte d'une double congestion pulmonaire intense ; elle est pâle, exsangue, dans un épuisement profond. (Cataplasmes sinapisés sur le thorax, potions alcooliques de kola et de digitale). Pour essayer de relever ses forces, on fait trois injections de sérum salé dans la journée.

Le lendemain 27 mars, il y avait une légère amélioration, et on se décide à une intervention. L'examen minutieux auquel on s'était livré, avait démontré que les lésions principales étaient localisées dans l'utérus et autour de l'utérus : cet organe était gros, sensible, et il y avait de l'induration et de l'épaississement des ligaments larges, de chaque côté. Il n'y avait pas de signes de péritonite généralisée, pas de vomissements.

Le diagnostic avait été celui de métrite aiguë, puerpérale, avec propagation au ligament large, par l'intermédiaire des veines et des lymphatiques. Celui-ci était, en effet, tuméfié, douloureux et comme turgide.

L'examen du sang, pratiqué par notre collègue le Dr Lemière, avait donné des résultats négatifs, ce qui éliminait l'idée d'une septicémie aiguë pure, sans foyer local (1).

Dans ces conditions, une seule opération pouvait être proposée l'hystérectomie totale. C'était évidemment une intervention extrême, mais qui était seule susceptible de donner chance de guérison.

---

(1) Note du Dr Lemière :

Après avoir lavé la peau de l'avant-bras au savon, à la liqueur de Van Swieten et enfin à l'alcool, nous avons fait une piqûre avec une lancette flambée.

Une gouttelette de sang a été ensemencée dans chaque tube. Nous avons ainsi préparé quatre tubes de bouillon peptonisé et deux tubes de gélose glycérinée.

Les six tubes ont été mis à l'étuve à 37°, et nous n'avons pas observé trace de culture, même après huit jours de séjour à l'étuve.

Le streptocoque aurait dû se cultiver dès les premières heures, et aucun des microbes actuellement connus comme agent de septicémie, n'aurait mis plus de huit jours à se développer.

Nous sommes donc autorisé à conclure : que le sang de la circulation générale ne devait pas contenir de microbes, du moins en quantité appréciable.

L'opération et l'examen de la pièce confirmèrent nos prévisions. Il s'agissait d'une métrite purulente interstitielle, avec propagation aux ligaments larges surtout à droite : le ligament large droit était épaissi, œdématié ; au moment de la section, on vit, sur sa coupe, de nombreuses veines et lymphatiques, qui laissaient sourdre un pus concret.

La section de l'utérus, après l'opération, montre que des *foyers purulents interstitiels, du volume d'un petit pois, ou d'une noisette*, existaient dans le corps même de la matrice. La cavité utérine contenait peu de détritus, et *pas de pus :* un curettage avait été pratiqué peu auparavant.

Le cas était en quelque sorte désespéré, lorsque nous pratiquâmes l'hystérectomie totale par la voie abdominale : aussi ne fûmes-nous pas surpris de voir l'issue fatale survenir. La malade survécut deux jours : mais la température resta à 40°6 et le pouls de 140 à 160; elle demeura dans un état de subdelirium, et mourut en s'affaiblissant de plus en plus. On lui avait fait chaque jour 3 à 4 injections d'eau salée de 6 à 700 grammes.

L'autopsie ne révéla pas d'autres lésions, que celles qui avaient été constatées pendant l'opération : infiltration purulente des tissus péri-utérins, pus dans les lymphatiques et les veines, traces très légères de péritonite pelvienne, limitée au voisinage de l'utérus ; pas d'épanchement de pus dans le péritoine.

Dans l'observation suivante, que nous rédigeons d'après les notes qui ont été transmises par notre excellent confrère le Dr D..., on verra un exemple bien net de *pyohémie utérine*, à accès irréguliers. Le diagnostic avec une septicémie lente, causée par quelque foyer d'infection, ou quelque collection purulente, n'est pas sans présenter de grandes difficultés.

Observation II. — Mme X..., âgée de 28 ans, n'ayant aucuns antécédents pathologiques personnels ou héréditaires, ayant déjà trois enfants bien portants, eut une quatrième grossesse pénible, traversée par des malaises, des troubles gastriques et des vomissements, alors que dans les grossesses antérieures, la santé avait été parfaite.

L'accouchement eut lieu le 22 janvier, fut naturel et facile, et après cinq heures de douleurs. Il n'y eut presque pas d'écoulement de sang, tandis qu'il avait été abondant aux premières couches. Lochies peu abondantes.

Le troisième jour, frissons pendant l'après-midi, se répétant à plusieurs reprises, céphalalgie et en même temps légère moiteur. On croit à une attaque d'influenza, et on donne du sulfate de quinine. Suppression des lochies.

Le lendemain la fièvre est moindre; mais il y a de l'inappétence ; les lochies réapparaissent très peu marquées, sans odeur. Sulfate de quinine.

Le neuvième jour, réapparition de frissons légers qui durent 36 heures; puis sueurs abondantes et accalmie. Pas d'écoulement par le vagin. La température ne fut pas prise.

Le douzième jour, vers 1 heure du matin, violentes douleurs du côté droit du ventre, frisson, malaise. Le Dr D..., est appelé dans la nuit. Il trouve la malade pâle, le facies grippé, les yeux excavés, les lèvres sèches et la peau brûlante, la respiration suspirieuse. Le pouls est à 140, et la température marque 40°7.

La langue est saburrale, mais présentant une certaine humidité. Au palper, on constate au côté droit du ventre, vers l'angle droit de l'utérus, une douleur vive. Pas de ballonnement. Au toucher, les culs-de-sacs sont libres; le droit seul est un peu douloureux. L'utérus, est mobile et le doigt pénètre facilement dans le col jusqu'à la deuxième phalange, et ne ramène aucune sécrétion. Odeur fade, sans fétidité; pas de vomissements. On fait une injection intra-utérine de sublimé, et des injections vaginales; sulfate de quinine. Onguent napolitain sur l'abdomen.

Les jours suivants, frissons vers 3 heures du soir, malaises, puis sueur, et état de bien-être relatif. Pas de céphalalgie. On continue les injections intra-utérines et le sulfate de quinine. La température oscille entre 38°6 matin, et 39°8 soir.

Le seizième jour, le professeur E..., appelé en consultation, diagnostique une infection puerpérale avec lymphangite à droite. Il conseille des injections de sérum de Marmoreck. Celles-ci sont faites à six ou huit reprises : 20 cent. cubes deux fois par jour, puis 10 cent. cubes. Les phénomènes généraux s'amendent un peu, la température descend vers 37° ou 37°8, l'appétit semble renaître, les lochies sont toujours peu abondantes. Mais, après quelques jours, nouvelle ascension de la température, qui présente de grandes oscillations. On constate un empâtement manifeste du cul-de-sac latéral droit : le corps de la matrice reste un peu fixe, et ne suit pas le col, quand on essaye de le faire basculer.

Pendant tout le mois de février, cet état de fièvre avec oscillations de 37° le matin à 38°6 à 39° le soir persiste, sans changement manifeste.

Le 2 mars survient un nouveau frisson très violent avec 40°6 de température, 140 pulsations ; le facies est grippé, et, pendant 12 heures, la malade a des faiblesses successives et incomplètes. Le 3 mars, la température reste encore au-dessus de 39°.

Pas de ballonnement du ventre. Alternatives de constipation et de diarrhée.

Je l'examine pour la première fois le 4 mars, *après 41 jours de fièvre et d'infection*. Elle avait eu l'avant-veille le grand frisson dont nous avons parlé. Je constate, comme mes confrères, un empâtement manifeste du cul-de-sac droit, la fixité de l'utérus de ce côté ; et, en présence de l'absence de ballonnement du ventre, de toute tumeur nettement accessible par le palper bi-manuel, je pense qu'il peut s'agir d'un abcès péri-utérin de petit volume, logé dans la base du ligament large, qui serait la cause de l'infection persistante, et de l'affaiblissement progressif. Je propose une incision du cul-de-sac vaginal, dans le but d'évacuer cette collection purulente. Cette intervention n'est pas acceptée.

La malade reste dans un état grave d'infection et de septicémie jusqu'à la fin du mois de mars : la courbe thermométrique oscille entre 37° le matin et 38°6 et 39° le soir. Mais la malade est de plus en plus anémiée, de plus en plus épuisée ; il existe un souffle au cœur, signe d'endocardite infectieuse : elle ne mange plus, et est considérablement amaigrie.

C'est seulement le 7 avril, après *74 jours de cet état septicémique*, que voyant la malade dépérir de plus en plus, et prête de succomber, qu'on fait appel à une intervention chirurgicale, comme dernière chance de salut. Sans que j'aie revu la malade, on m'appelle pour l'opérer.

Par l'examen rapide que je puis faire en arrivant, je ne trouve aucun changement bien manifeste dans l'état local. C'était 34 jours après une première visite.

Le ventre est plat, sans aucun symptôme, au palper, de pelvi-péritonite. L'utérus est gros, volumineux par le palper bi-manuel, très sensible, fixé surtout à droite, et paraît plongé, par son segment inférieur, dans une gangue inflammatoire.

L'induration se prolonge vers le flanc droit, comme s'il y eut eu une annexite adhérente de ce côté. C'est à cause de cela que nous nous décidons à faire la laparotomie, à examiner les organes du petit bassin, et à enlever les annexes malades, s'il est nécessaire. En effet, dans un cas semblable *d'infection puerpérale de longue durée*, remontant à cinq ou six semaines, nous avions enlevé les annexes fongueuses, plongeant dans un petit abcès du volume d'une noix tout au plus, et nous avions été assez heureux pour sauver notre malade, après de graves péripéties.

Lorsque Madame X.... fut placée sur la table d'opération, nous ouvrîmes l'abdomen dans l'étendue de quelques centimètres au-dessous de l'ombilic, afin de faire une exploration complète. Or, le péritoine du petit bassin nous apparaît à peu près sain, sans exsudats inflammatoires, sans adhérences. Tout au plus existait-il une demi-cuillerée de liquide ascitique rougeâtre ; les annexes de chaque côté, étaient tuméfiées, vascularisées, mais sans *aucune collection purulente intrinsèque ou extrinsèque, sans adhérences, mobiles*.

Le *fond de l'utérus*, et *la base du ligament large* à droite, étaient d'une teinte jaunâtre et épaissis. Il y avait un empâtement et une induration manifeste, dans la partie *profonde et juxta-utérine* de ce ligament.

Nous pensâmes alors qu'il nous serait plus facile, et qu'il serait plus avantageux pour la malade, puisqu'on lui conserverait ses organes, d'ouvrir la base du ligament, par une incision vaginale. Nous refermâmes le péritoine seul, par une suture continue au catgut, et la malade fut placée dans la position sacrée, propre aux opérations par la voie vaginale.

Il fut alors pratiqué une colpotomie transversale et le cul-de-sac vaginal largement incisé, nous remontâmes aussi haut que possible, en décollant les tissus avec le doigt dans la base des ligaments larges, principalement à droite ; nous déterminâmes l'issue d'une sérosité trouble, mais *pas de pus*. Nous ne trouvâmes donc pas la collection purulente, que nous avions supposé exister à droite.

Ce résultat n'était pas satisfaisant, et n'expliquait pas les frissons et l'état général, la cachexie septicémique de notre malade.

Nous voulûmes une dernière fois constater l'état des organes pelviens par la voie abdominale, et, nous fîmes sauter la suture au catgut, du péritoine. C'est alors qu'en explorant la base du ligament large droit, sur le côté de l'utérus, près du plancher pelvien, nous retrouvâmes la plaque jaunâtre, en avant, déjà vue, lors de la première exploration. Une petite incision laissa écouler quelques gouttes d'un pus crémeux, grisâtre. Nous avions ouvert un petit abcès lymphatique du volume d'une amande. Nous en découvrîmes un second, plus tard, vers le bord de l'utérus.

Il devint évident que nous étions en présence d'abcès pyohémiques d'origine lymphatique. L'utérus lui-même était hypertrophié, infiltré, ramolli ; et, la seule chance de salut pour la malade, si gravement atteinte et en état d'infection depuis plus de 70 jours, était dans une ablation totale. Nous pratiquâmes, en quelques minutes, l'hystérectomie abdominale totale. L'ouverture vaginale fut laissée ouverte, et permit l'introduction dans le pelvis, d'une épaisse lanière de gaze iodoformée, tandis que deux drains pelviens étaient placés du côté abdominal. Fermeture du ventre.

Lorsque le pansement fut fait, et la malade replacée dans son lit, nous examinâmes l'utérus. Cet organe hypertrophié fut ouvert ; la plaie placentaire, presque totalement fermée, était revêtue d'une pseudo-membrane grisâtre, mais sans pus. Le tissu utérin était mou, friable, d'une teinte feuille morte sur la coupe. Nous trouvâmes, dans son parenchyme, trois abcès variant du volume d'une lentille à un pois. Par la pression, il était aisé de faire sourdre des ouvertures lymphatiques et veineuses, quelques fines gouttelettes de pus.

Il s'agissait bien d'une *métrite interstielle, pyohémique.*

D'ailleurs, en sectionnant le ligament large droit, nous avions vu sourdre des lymphatiques ces mêmes gouttelettes de pus ; le péritoine avait à la surface une teinte jaunâtre, opaline, mais *sans vascularisation*, sans fausses membranes.

Malgré cette intervention très rationnelle, la malade, très épuisée par la longue durée de l'infection (71e jour), succomba le lendemain. Elle ne se releva pas du choc de l'opération : elle eut dans la journée quelques vomissements ; la température resta à 37°, mais le pouls demeura filiforme ; le lendemain matin à 6 heures, elle avait encore 37°, avec un pouls imperceptible.

La remarque la plus importante que l'on puisse faire à l'occasion de ce cas très instructif, c'est que dans les infections prolongées, le chirurgien peut se trouver en présence de lésions *peu appréciables* à l'examen somatique. On ne constate ni endométrite, ni salpingite, ni annexite, ni péri-métro-salpingite, ni inflammation péritonéale.

Et, cependant, les altérations sont presque irrémédiables ; ce sont des lymphangites et des phlébites suppurées interstitielles Quoique plus rarement qu'on ne le supposait autrefois, elles sont la cause de ces fièvres puerpérales interminables, qui, presque toujours, conduisent à une terminaison fatale.

IV. Dans les infections à marche lente, dont nous venons de citer deux exemples, le chirurgien doit-il rester désarmé ? Doit-il abandonner les malades, ou n'avoir recours qu'aux traitements généraux de la septicémie : médicaments antifébriles, injections de sérum antistreptococcique, injections intra-veineuses ou sous-cutanées d'eau salée, etc.

Il nous semble que, *si ces moyens restent impuissants*, si on acquiert la conviction que les lésions *sont localisées dans l'utérus* ou à son voisinage, les ressources chirurgicales, *bien que très incertaines*, ne doivent pas être considérées comme épuisées. L'ablation totale du foyer d'infection, par l'hystérectomie, pourra, peut-être, donner quelques succès.

Nous n'avons pas été assez heureux pour sauver nos deux

malades trop compromises ; mais, il existe quelques faits de ce genre, où d'autres chirurgiens ont réussi (1).

Dans une thèse remarquable, inspirée par Bouilly, le Dr Mlle Wintrebert, rapporte plusieurs cas, où cette intervention hardie a été suivie de succès (2), Schultze, d'Iéna (1886), Rosemberg (1889), Goldsborough, de New-York (1891), Sieffel (1894) ont enlevé des utérus dont le parenchyme était infiltré de pus ou gangréné, à la suite d'infections puerpérales ; ils ont réussi à sauver leurs malades (3).

L'hystérectomie totale peut donc être pratiquée avec succès, dans les métrites infectieuses post-puerpérales.

Cependant, pour entreprendre une opération de ce genre, *dans des circonstances si graves, certaines conditions doivent être remplies.*

Nous les avons précisées ainsi :

Il faut :

1° Que *les moyens les plus simples d'amener la résolution utérine aient été employés sans succès,* tels que injections intra-utérines, curettages, écouvillonnages, etc. ;

2° Qu'il n'y ait pas de *péritonite généralisée ;*

3° Qu'il n'y ait pas de *septicémie pure* ou de *septico-pyohémie, avec foyers multiples à distance.* L'examen bactériologique du sang rend des services dans ces circonstances.

4° Que l'on trouve, du côté de la matrice, des *signes suffisants* pour faire croire que ses lésions seules, peuvent

---

(1) Depuis la publication de ce mémoire, nous avons eu l'occasion d'opérer, par *l'hystérectomie vaginale,* une jeune femme, âgée de 28 ans, en état de septicémie intense depuis 6 semaines. L'utérus, en symphyse totale avec le pelvis et les organes voisins, fut morcelé : il s'écoula du pus de sa cavité et de son parenchyme ; les annexes, non suppurés faisant partie du mayma inflammatoire, ne purent être enlevés. La malade guérit (1898).

(2) Mlle WINTREBERT. — De l'ablation de l'utérus dans les infections puerpérales. (Th. Paris, 1895.)

(3) Leçons cliniques, page 5.

provoquer les symptômes d'infection observés: utérus devenu gros, sensible, col entr'ouvert, écoulements purulents, fétides (1).

L'intervention décidée, quel procédé, quelle voie suivra-t-on ?

Nous pensons qu'il faut adopter préférablement la voie abdominale.

En effet, *seule*, elle permet de se rendre compte de l'état du péritoine et des annexes ; elle permet seule le lavage complet de la cavité péritonéale.

Cependant, si les lésions sont manifestement plus accessibles par la *voie basse*, on pourra aussi avoir recours à *l'hystérectomie vaginale*, comme nous l'avons fait heureusement dans notre troisième cas.

Mais, il faut bien le dire : ce ne seront jamais que des interventions *exceptionnelles*, auxquelles on ne se décidera qu'après avoir épuisé *tous les autres moyens*.

---

(1) Dans un travail récent de la *Revue gynécologique* de Pozzi (juillet-août 1899), le Dr Tuffier rapporte trois observations d'intervention précoce, dans des cas graves d'infection puerpérale : il a obtenu un succès, et deux insuccès. Sa première malade, celle qui guérit, avait été opérée le 6e jour après le début de l'infection, la deuxième, le 9e jour, et la troisième, le 8e jour.

V

DE L'ÉPITHÉLIOMA DE LA VULVE

L'épithélioma de la vulve, dont nous avons opéré un cas tout récemment, a subi dans son histoire et dans les recherches scientifiques qu'il a provoquées, des modifications suffisamment intéressantes, pour qu'il y ait lieu, je crois, de les étudier à nouveau.

La malade, couchée actuellement au n° 7 de la salle Saint-Augustin, avait été opérée au dehors, il y a huit mois, et avait paru dans la suite s'améliorer un peu; le mal pourtant devait récidiver, et l'amener à une apparence de cachexie, que vous avez pu constater, à son entrée dans le service.

L'examen attentif de la région, démontrait alors, que toute la partie vestibulaire était atteinte; l'urèthre disparaissait entièrement au milieu d'une masse fongueuse, bourgeonnante, qui s'avançait jusqu'à 0,02 centimètres du col de l'utérus. Toute la paroi vaginale antérieure était envahie; il n'y avait plus trace d'urèthre. Au hasard, on sondait la malade, par un orifice, en forme de fente, à bords rigides, siégeant au milieu de la paroi vaginale antérieure.

Depuis trois jours, il s'était produit une rétention complète d'urine, probablement par l'obstacle, résultant des saillies dures, accumulées, vers la portion externe du canal de l'urèthre.

Nous profiterons du cas présent, pour étudier quelques points de vue cliniques intéressants de cette affection.

Nous verrons d'abord, comment débute l'épithélioma de la vulve, et nous exposerons ensuite, sa *pathogénie* et ses principales *formes cliniques*.

On note trois débuts différents de l'épithélioma de la vulve : il peut commencer par le clitoris, par la portion antérieure de l'urèthre, ou envahir primitivement les petites lèvres.

Etudions d'abord, cette dernière forme, la moins intéressante. L'épithélioma de la vulve débute entre les petites et les grandes lèvres, par une plaque dure, résistante, ulcérée et fongueuse ; des lèvres, il s'étend dans le vestibule, et détruit alors la vulve et l'urèthre antérieur.

Quand il se montre d'abord dans la région de l'urèthre, il forme, autour de l'orifice externe du canal, un ulcère dur, végétant, donnant au doigt la sensation d'un tube de carton ; et bientôt, il se forme avec les tissus voisins, des adhérences, qui le rendent fixe et comme soudé aux parois osseuses voisines.

Si l'épithélioma débute par le clitoris, l'analogie est complète avec les cancers de la verge ; on voit se former un clitoris en massue ; les corps caverneux sont envahis, on a une véritable tumeur d'aspect polypoïde, qui s'étend à la partie antérieure de la vulve, et vers le mont de Vénus. En même temps, existent, le plus souvent, des douleurs atroces, s'irradiant dans tout le bassin.

Les ganglions de l'aine, surtout les internes, sont rapidement envahis : nous verrons, plus loin, s'il y a lieu d'intervenir, quand ils sont pris en masse.

Examinons d'abord quelles sont les causes de production de l'epithélioma de la vulve.

D'ordinaire, il apparait chez des personnes de 40 à 60 ans : on a remarqué l'influence de la malpropreté, du défaut de soins. Par contre, nous ignorons si l'uréthrite blennorrhagique, les vaginites, les leucorrhées diverses, peuvent déterminer la formation du cancer ; les preuves à ce sujet sont absentes. Il serait curieux de rechercher aussi, si l'inoculation, de mari à femme, existe réellement.

Il est deux causes de production de l'épithélioma de la vulve, qui nous ont été révélées récemment, deux affections peu connues jadis, qui souvent précèdent le cancer; c'est d'une part le *Kraurosis* de la vulve, maladie décrite par Breisky en 1884, et d'autre part la *Leucoplasie* vulvaire.

Le Dentu, Pichevin, Petit, ont présenté des observations de la première affection. Maladie singulière, elle apparait sur la vulve des femmes assez âgées; elle aboutit à un rétrécissement extrême de la vulve et de toutes les parties qui composent les organes génitaux externes. Les tissus ont une teinte blanc grisâtre, prennent un aspect cicatriciel; le derme est rétracté et fibreux. L'orifice vulvaire se rétrécit, au point que le coït n'est plus possible ; les petites et les grandes lèvres sont comme collées au pubis, l'uréthre se rapproche du clitoris. En somme, ce qui frappe, c'est l'aspect blanc jaunâtre de la vulve, l'induration et le rétrécissement de toutes ses parties.

Dans deux cas de Martin, et de Pichevin et de Petit, on a vu succéder l'épithélioma à cette affection. Anatomiquement, cette maladie est caractérisée par des lésions rétractiles du derme et de l'épiderme. C'est une dermatite chronique intense; les faisceaux fibreux du derme ont pris un développement considérable, et présentent, dans leur intervalle, des cellules embryonnaires. Au-dessus du derme, la couche de Malpighi est assez mal délimitée. Les papilles sont affaissées, les poils secs et cassants; les glandes ont disparu, et les cellules épithéliales sont le siège d'une décomposition, aboutissant à la formation de masses de chromatine. A la surface de l'épiderme, on voit une sécrétion hyaline, qui donne à la maladie son aspect blanc-jaunâtre. En somme, c'est une dermatite qui, d'abord hypertrophique, aboutit à la phase scléreuse et durcissante.

Dans le cas de transformation cancéreuse, on voit apparaître des globes épithéliaux cornés, dans la couche de Malpighi.

La seconde affection, qui précède souvent l'épithélioma de la vulve, est le *Leucoplasie vulvaire*.

Weir, de New-York, en 1875, Reclus, Monod et Le Dentu en ont rapporté des cas. Elle rappelle, tout à fait, la leucoplasie buccale, les plaques blanches des fumeurs.

Ces plaques blanchâtres se voient sur les petites lèvres, sur les parois du vagin, sur le col de l'utérus, à l'intérieur de l'urèthre, et paraissent être spéciales aux dermo-muqueuses.

Elles sont légèrement opalescentes, disséminées, irrégulières, discrètes, mais peuvent progresser, et arrivent à recouvrir entièrement la vulve et le vagin ; elles acquièrent, en vieillissant, une épaisseur de plus en plus grande. Il semble vraiment que l'on ait déposé, par places, un enduit porcelainé sur la vulve.

Les *plaques leucoplasiques* sont constitutées, essentiellement, par des ilots de vulvo-vaginite chronique superficielle, épithéliale.

A leur niveau, le derme est épaissi, feutré : les cellules de la couche de Malpighi sont volumineuses, hypertrophiées, sans noyau distinct.

A la surface, se voit une épaisse couche de cellules cornées, *qui forment plusieurs assises*, et donnent à la plaque son aspect dur, blanchâtre, porcelainé.

Il y a *hyperkeratinisation* de l'épiderme, par ilots : et dans la partie sous-jacente de la couche Malpighi, les cellules à éléidine sont très développées, et forment souvent une *bande continue, tranchant sur les autres tissus par l'intensité de sa coloration*.

Les papilles sont très atrophiées : au contraire, les prolongements inter-papillaires de la couche de Malpighi, *sont très développés, comme hypertrophiés*, formés de cellules épithéliales volumineuses, qui se diposent parfois en *zones concentrique*, en *globes épithéliaux*, qui subissent à leur tour l'hyperkératinisation, et sont, en définitive, *l'origine de la transformation en cancer épithélial*. Aussi, pour certains auteurs, en particulier pour le professeur Le Dentu, l'épithélioma, qui succède à la plaque des fumeurs, ou à la tache de leucoplasie vulvaire, est moins un accident, qu'une évolution ultime, très fréquente, de la *leucokératose*.

Peut-être, chez la malade qui a fait l'objet de cette leçon, y a-t-il eu d'abord apparition de plaques blanchâtres; l'examen du premier médecin consulté ne les relate malheureusement pas.

Ces plaques durent un temps plus ou moins long, sans subir de transformation ; elles restent invariables pendant 10 ou 15 mois. On est averti du changement qui s'opère en elles, par le fendillement de leur surface, aboutissant à la production de *squammes très fines* qui se détachent, et par la formation *des fissures bourgeonnantes*.

Si nous recherchons les éléments d'un bon *diagnostic* de l'epithélioma de la vulve, nous trouvons que l'on pourrait le confondre 1° avec les végétations simples ou vénériennes ; 2° avec l'esthiomène vulvaire, et, 3° avec les affections syphilitiques diverses.

Les *végétations* apparaissent à la suite de blennorrhées ou de leucorrhées rebelles ; elles secrètent un liquide virulent, qui ne ressemble pas à l'ichor du cancer. Un caustique énergique en a facilement raison, et en empêche la reproduction. Il n'y a pas de base d'induration, et la mollesse des végétations est remarquable.

L'esthiomène est le lupus de la vulve. Dans ce cas, la vulve est rouge, parsemée d'ulcérations fongueuses, qui n'ont pas non plus de base indurée. L'hypertrophie est inflammatoire. Des plaques cicatricielles apparaissent par places, et marquent les étapes de l'affection.

Le *chancre syphilitique* est plus limité, et présente un petit cercle d'induration caractéristique. La chancrelle est moins indurée. A noter, la pléiade ganglionnaire concomitente.

La *sclérodermie*, elle, atrophie toutes les couches de la peau. Il n'y a plus d'épithélium, plus de glandes ; elle s'étend dans le tissu cellulaire sous-cutané, tandis que l'épithélioma se localise d'abord dans la peau et dans le derme.

L'éléphantiasis est une *hypertrophie* en masse du derme, du tissu conjonctif et des réseaux lymphatiques.

Le traitement peut se résumer en peu de mots.

Il est évident, que la méthode des caustiques, est inférieure, et donne des mauvais résultats.

L'exérèse seule peut procurer le succès.

On peut employer le thermo-cautère ou le bistouri. L'emploi du thermo-cautère offre l'inconvénient de laisser, après l'intervention, la plaie largement béante. Il ne peut être utile que dans les cas désespérés, où les lésions sont trop avancées.

L'ablation au bistouri doit être préférée dans presque tous les cas.

Il faut, enlever tous les tissus malades jusqu'à l'os. Lorsque l'épithélioma est limité aux petites lèvres, ou au clitoris, l'intervention est peu difficultueuse ; mais quand on est en présence d'un épithélioma uréthral, le chirurgien doit faire l'excision large, et ne laisser que le col de la vessie.

Dans l'opération faite hier, voici quelle a été la méthode suivie. A la partie supérieure de la vulve, au dessous du pubis, on a circonscrit la circonférence de l'orifice uréthral, par une incision courbe à concavité inférieure, ce qui a permis de détacher l'urèthre de ses adhérences au pubis : on a pu ainsi abaisser, avec l'urèthre, toute la masse cancéreuse. Portant le tout en bas, par une section transversale, on a coupé l'urèthre, au voisinage du col de la vessie. Puis, on a continué de détacher, de ses connexions vésicales, la paroi antérieure du vagin, qu'on est venu couper transversalement à deux centimètres et demi du col utérin. Ainsi a été enlevée largement toute la production épithéliale.

La réparation a été accomplie de la manière suivante.

On a saisi l'urèthre avec des pinces de Trelat, et, attirant le col de la vessie vers le pubis, on l'y a fixé par des sutures au fil de soie, près de la base du clitoris.

Il fut alors facile de suturer la muqueuse vestibulaire à la muqueuse du col de la vessie, et, de reconstituer ainsi un véritable canal, un peu court il est vrai.

Comme ce fait nous le montre, l'epithélioma vulvaire même très étendu, est susceptible parfois d'une opération utile, suivie d'une réparation satisfaisante.

VI

DE L'HYDRONÉPHROSE INTERMITTENTE

Nous désirons vous entretenir, aujourd'hui, d'une affection assez rare, l'*hydronéphrose intermittente*, à propos d'un cas que vous avez eu l'occasion d'observer dans le service, et pour lequel, se pose l'indication d'une intervention opératoire. Il s'agit d'une jeune femme, qui est entrée à l'hôpital de la Charité à deux reprises différentes. A la suite de son dernier accouchement, elle a eu successivement un certain nombre de crises très douloureuses, avec agitation, vomissements. Sa santé générale en a souffert, et, elle est actuellement dans un état d'anémie et de faiblesse, qui l'empêche de se livrer à ses occupations.

Il y a un mois, quand nous avons eu l'occasion de l'examiner pour la première fois, nous avons pu constater, dans la région du flanc droit, une tumeur assez grosse, des dimensions d'une tête de fœtus, tumeur mobile et dure. En même temps, cette jeune femme nous apprenait qu'elle avait des troubles dans l'émission des urines. En effet, à certains jours, elle urinait 6 à 700 grammes seulement ; tandis qu'à d'autres, les urines montaient à 12 ou 1.300 grammes. Après un court séjour à l'hôpital, la malade nous quitta; elle nous revint ces jours derniers. Un nouvel examen ne nous permit plus de retrouver la tumeur ; elle avait disparu ; mais, à sa place, nous pouvions sentir le rein droit abaissé, mobile ; on atteignait presque son pôle supérieur. Le rein était sensible, douloureux, mais n'était altéré ni dans sa forme, ni dans son volume.

Ainsi donc, deux faits résultaient de nos explorations :

1° L'existence d'une tumeur, qui disparaissait par moments et laissait, à sa place, un rein abaissé et mobile.

2° Des crises douloureuses, très violentes, coïncidant avec des troubles urinaires.

Ces symptômes nous faisaient, immédiatement, penser à une hydronéphrose intermittente. C'est de cette affection que nous désirons vous parler maintenant.

L'hydronéphrose n'est pas autre chose qu'une collection liquide dans le bassinet. Elle peut se présenter sous deux formes : la première est l'hydronéphrose *fermée* ou *permanente*. Elle est caractérisée par la présence dans le flanc, d'une tumeur, qui peut atteindre des dimensions considérables, refouler le foie vers le haut, descendre jusqu'à la fosse iliaque, s'étendre jusqu'à l'ombilic. Cette tumeur est sphéroïdale, renitente, assez tendue parfois, pour simuler une tumeur solide. Une ponction au trocart fin, viendra dans ce cas lever les doutes.

Les causes de cette hydronéphrose fermée sont, intrinsèques ou exstrinsèques. Tantôt il s'agit d'une oblitération de l'uretère par un calcul, par une tumeur épithéliale, par une bride cicatricielle ou par une inflexion du canal: tantôt, une compression par une tumeur voisine, produit le même résultat.

L'hydronéphrose intermittente est étudiée et connue depuis moins longtemps. Déjà Tulpius l'avait décrite, et lui supposait des rapports avec les phases lunaires ; (ce qui est vrai, c'est que les crises peuvent être distantes de plusieurs semaines).

Depuis, Landau (1888), Terrier et Baudouin (1891), Thiriar, ont repris cette étude, et nous ont fait connaître les particularités les plus curieuses de cette affection.

Rappelons en quelques mots, les recherches anatomiques de Charpy, Poirier, M. Baudouin. La forme et la capacité du bassinet sont très variables ; sur un grand nombre de moulages faits par ces auteurs, on a constaté, que tantôt le bassinet est pour ainsi dire absent ; dans d'autres cas, le bassinet est très petit ; enfin, chez certains sujets, la cavité du bassinet injecté, présente les dimensions d'une noix.

De même les rapports de l'uretère et du bassinet ne sont pas constants. L'uretère peut naître dans l'axe du bassinet, comme un tube cylindrique continue un entonnoir. Normalement aussi, l'uretère, à son abouchement, ne présente ni valvules, ni rétrécissements. Mais il existe assez souvent des malformations congénitales. L'uretère peut manquer d'un côté ; il peut être oblitéré ou cloisonné, et *l'hydronéphrose fœtale*, ainsi déterminée, peut être même cause de dystocie.

Mais il n'est pas indispensable que l'uretère soit réellement et complètement oblitéré. D'autres causes plus fréquentes, viennent modifier son fonctionnement.

D'abord les *coudures*, les *inflexions*, les *torsions* peuvent s'opposer au cours de l'urine, dans son canal excréteur. Les *abouchements vicieux* au bassinet, jouent aussi un rôle. On a vu l'uretère venir s'insérer à la partie moyenne de la face postérieure du bassinet : on l'a vu aussi s'aboucher très obliquement sur le bassinet, de sorte que son calibre s'efface lorsque celui-ci se distend.

Enfin des plis valvulaires peuvent se former, à la suite de coudures, maintenues fixes et définitives, par des péritonites ou des indurations localisées.

Dans d'autres cas, la cause est *extrinsèque* ; c'est un uretère surnuméraire, une branche artérielle ou veineuse un peu anormale, qui croise le premier en écharpe et efface son calibre. C'est une tumeur d'un organe voisin, qui comprime l'uretère et détermine l'hydronéphrose.

Une fois l'hydronéphrose constituée, elle peut être permanente et définitive, ou disparaître totalement, ou devenir intermittente. Les recherches des auteurs récents, que nous avons cités, démontrent un fait capital, en ce qui concerne l'hydronéphrose intermittente. Dans la moitié des cas recueillis, d'une manière non douteuse, *il y avait, en même temps, prolapsus du rein, néphroptose*. L'hydronéphrose intermittente n'était *que le résultat et la conséquence de la mobilité et de l'abaissement du rein.*

Dans les autres cas, la constatation n'a pu se faire, la démonstration n'est pas complète ; mais il y a toute probabilité que la cause était la même.

Lorsque la néphroptose a été reconnue, il est facile de se faire une idée claire de la pathogénie. Le rein est prolabé ; l'uretère retenu par ses moyens de fixité ne le suit pas dans sa chute ; d'où nécessairement coudure. En outre, en même temps que le rein s'abaisse, il se rapproche de la ligne médiane, il tourne plus ou moins sur lui-même. Il y a donc non seulement flexion de l'uretère, mais aussi torsion. Mais alors pourquoi l'hydronéphrose est-elle intermittente ? Parce que le prolapsus du rein n'est pas lui-même permanent et définitif ; il est réductible. Le rein peut reprendre sa place normale, et réoccuper la loge rénale. En effet, dans quelles conditions l'hydronéphrose apparaît-elle ? A la suite de fatigues, de marches, d'efforts violents. Comment l'hydronéphrose disparaît-elle ? Après un repos plus ou moins prolongé, dans le décubitus dorsal. La pathogénie nous paraît donc nettement élucidée, *dans le cas de néphroptose reconnue.*

L'hydronéphrose intermittente présente un *syndrome clinique*, qu'il est essentiel de bien connaître.

Dans une première forme, les choses se passent ainsi : On a d'abord constaté l'existence d'une poche volumineuse ; brusquement, cette tumeur disparaît ; puis, elle se reproduit peu à peu, sans douleurs, sans crises. Quand la tumeur est reformée, la malade accuse de la gène, de la plénitude ; mais pas de crises douloureuses aiguës et violentes (1).

La deuxième forme, la plus commune, est toute différente En dehors des crises, les malades se plaignent d'une lassitude

(1) C'est à un cas de ce genre que fait allusion M. Bouvey, dans sa leçon du 28 décembre 1898, publiée dans la *Semaine Médicale.*

générale, de pesanteur dans le côté droit, de douleurs sourdes avec irradiations dans le membre inférieur. Il y a souvent des nausées, des vomissements ; une souffrance générale de l'organisme, un état neurasthénique marqué, une impossibilité de se livrer à aucun travail. Tel est l'état pénible dans lequel se trouvent les femmes atteintes de cette affection, et, qui explique bien leur découragement. C'est le cas de notre malade.

Avant la crise, les douleurs s'accentuent ; la sensation de gêne, de plénitude augmente ; les malades, qui ont déjà eu plusieurs crises, sentent qu'une nouvelle est imminente.

La crise éclate, la nuit surtout. Au début, les crises aiguës sont rares ; elles s nt distantes de deux à trois mois, un an quelquefois. Puis elles se rapprochent, se reproduisent à court intervalle, 5 à 6 jours. Trois symptômes principaux la caractérisent 1° la douleur : 2° la présence d'une tumeur ; 3° les variations dans la sécrétion urinaire.

Les *douleurs* sont intenses, peuvent atteindre une acuité extrême, et, simuler la colique néphrétique. La malade pousse des plaintes, des gémissements, se tord en tous sens, presse de ses mains la région du flanc droit ; on peut observer des vomissements, des syncopes, des attaques d'hystérie.

La crise dure 12 heures, 24 heures, et, n'est momentanément calmée, que par une piqûre de morphine.

Si alors, on se livre à une exploration de l'abdomen, il se peut, qu'à cause de la douleur et de la contracture des muscles abdominaux, la palpation ne révèle rien de net. Mais la douleur calmée, on peut examiner au lit les malades plus complètement, et, alors avec une certaine habitude, on reconnaîtra l'existence d'une *tumeur*. Si la paroi abdominale est souple et maigre, on pourra parfois distinguer dans cette tumeur deux parties ; l'une externe dure est constituée par le rein ; l'autre interne n'est autre chose qu'une poche liquide, tendue, globuleuse, résistante, formée par le bassinet rempli d'urine. Mais il ne faut pas compter sur une telle précision, et, les données que fournira la palpation, seront généralement moins décisives. Au besoin, un examen, après anesthésie chloroformique, sera pratiqué avec fruit.

Il importe également de savoir qu'on peut avoir des crises avec une tumeur petite, une dilatation du bassinet ne dépassant pas le volume d'une pomme.

Le troisième signe de l'hydronéphrose intermittente est fourni par les *modifications dans la sécrétion urinaire.* Pendant la crise, la sécrétion est suspendue. Durant la période la plus aiguë, il y a *anurie* absolue. Cette anurie est expliquée, d'une part, par l'oblitération d'un uretère; d'autre part, par ce fait, que le rein opposé se trouve lui-même inhibé dans sa fonction, en vertu de ce reflexe *réno-rénal*, sur lequel Guyon a insisté. Cette suspension complète de la sécrétion urinaire peut durer 5 à 6 heures. Puis la sécrétion se rétablit, mais l'urine ne s'écoule qu'en quantité inférieure à la normale, 5 à 600 grammes en 24 heures. Dans les jours qui suivent, la sécrétion continue et peut dépasser le taux normal, soit que la poche se vide, soit qu'il y ait une polyurie véritable par hypersécrétion rénale : on obtient en 24 heures. 2.000, 2.400 grammes d'urine. Ce n'est que le quatrième ou cinquième jour, que le taux normal est obtenu. En même temps, la tumeur s'affaisse et disparaît.

Tel est le tableau clinique de l'hydronéphrose intermittente; il est très caractéristique. — Quelle est maintenant la marche et quel est le pronostic de cette affection ? Ou bien l'hydronéphrose cesse d'être intermittente et devient permanente et fermée. Ou bien, peu à peu, le parenchyme rénal est altéré, atrophié, et il y a disparition de la fonction. Enfin, l'autre rein peut être pris à son tour, et le malade ne tarde pas à succomber à l'urémie. Quoiqu'il en soit, cette affection ne guérit pas spontanément, et, abandonnée à elle-même, ne fait que s'aggraver.

Le *diagnostic* est souvent délicat, et cependant il importe qu'il soit fait assez rapidement; il sera basé sur les symptômes que nous avons décrits, et, en outre, nécessitera des examens répétés, au moment des crises, en dehors des crises. Les urines seront recueillies journellement, et même après chaque miction, séparément, dans un bocal gradué, et leurs quantités relevées minutieusement.

Plusieurs affections peuvent être confondues avec l'hydronéphrose intermittente. La *colique néphrétique* ressemble singulièrement à la crise aiguë ; mais, outre les douleurs, qui changent de siège, en même temps que le calcul progresse dans l'uretère, il sera facile de trouver dans les urines le corps du délit. La colique nephrétique cesse subitement ; un bien-être lui succède ; enfin l'exploration ne révèle pas de tumeur dans le flanc, et, le toucher bi-manuel révèle parfois, l'existence et le siège du calcul.

Les *tumeurs solides* du rein et l'*hydronéphrose fermée* ne *s'accompagnent pas de crises aigües suivies d'accalmies*. En outre, la tumeur une fois reconnue, conserve indéfinitivement ses caractères ou ne fait que progresser. Elle ne rétrocède pas, elle ne disparait pas subitement. La sécrétion urinaire ne présente pas non plus les variations brusques, qui ont été signalées dans l'hydronéphrose intermittente.

Enfin la *néphroptose* pure doit être recherchée avec soin.

Dans la néphroptose il y a les mêmes phénomènes douloureux ; mais l'examen direct, au moyen d'une palpation attentive, révèle l'existence d'une masse mobile ayant la *grosseur*, la *forme*, la *consistance* du rein. A aucun moment, on ne trouvera une tumeur globuleuse, renitente, variable dans son volume, présentant en un mot, les caractères précédemment décrits.

Quel est le traitement qu'il convient de proposer, en présence d'une hydronéphrose intermittente. Il est chirurgical, mais varié suivant que l'on se trouve en face d'une affection ancienne ou récente. Si *l'hydronéphrose est ancienne*, tout le rein est altéré ; il a perdu son rôle physiologique ; les parois de la poche sont épaissies et indurées ; les coudures et torsions urétérales sont fixées, et définitives. Dans ces circonstances, une seule opération est indiquée et praticable ; c'est la *néphrectomie*. Mais on s'assurera auparavant que l'autre rein est sain, sans quoi, mieux vaudrait se contenter d'une opération palliative et pratiquer la *néphrotomie*. A plus forte raison, si l'on soupçonne un rein unique.

Si au contraire il s'agit d'une *hydronéphrose récente ;* si dans l'intervalle des crises, on a pu reconnaître, qu'elle était consécutive à une néphroptose, avec une intégrité presque absolue du parenchyme rénal, l'intervention indiquée sera tout autre. Quelle est la cause de la maladie ? La mobilité anormale du rein et sa chute. La thérapeutique, dans ce cas encore, découle de la pathogénie du mal. Le rein est abaissé, il faut le relever ; il est trop mobile, il faut le fixer. En un mot, il conviendra de faire la *néphropexie* ou *néphroraphie*, Nous n'insisterons pas sur le manuel opératoire, qui a déjà fait de notre part, l'objet de plusieurs communications et qui a été décrit dans la thèse intéressante d'un de nos anciens internes, le docteur Vaneufville (1887) (1).

Nous allons la pratiquer sur la malade, dont je vous parlais au commencement de cette leçon et nous sommes convaincus de lui rendre service, au moyen d'une intervention, qui, faite soigneusement, ne met pas en péril la vie des opérés, et leur permet de conserver un organe, dont l'activité physiologique n'est pas perdue. (2).

---

(1) *Acad. de méd. de Belgique* 1886, et thèse de Paris 1887.

(2) L'opération a été pratiquée après la leçon, a guéri sans incidents, et la malade n'accuse plus aucune souffrance.

VII

DES TROUBLES URINAIRES DANS LES APPENDICITES

Il n'est pas, peut-être, d'affection chirurgicale, sur laquelle les travaux se soient autant multipliés, dans ces dernières années, que l'*appendicite*.

Depuis l'important mémoire de Reginald Fitz, dans le *Boston Médical* de 1888, qui, le premier, distingua nettement, avec preuves à l'appui, l'appendicite, des typhlites et des pérityphlites de l'ancienne nosographie, on a étudié, à peu près toutes les complications, des inflammations si fréquentes et si variées de l'appendice vermiculaire: abcès éloignés, suppurations viscérales, complications hépatiques, pleurales, pulmonaires, relations des salpingites et des appendicites, rapports avec le rectum, telles sont les principales manifestations, qui ont été l'objet de travaux particuliers.

Seules, les complications qui intéressent les *voies urinaires et plus spécialement la vessie*, n'ont pas appelé l'attention des chirurgiens, autant qu'elles le méritent. Nous ne trouvons, dans la littérature, qu'une thèse de Lyon, du Dr Wladoff, où quelques faits intéressants sont rapportés. Nous avons aussi, en cette même année, indiqué comme travail inaugural, à un de nos bons élèves, le Dr Damien-Masson, les *complications vésicales dans l'appendicite*. Nous voudrions, en quelques mots, faire connaître, à propos du Congrès d'Urologie, l'état de la question.

A priori, il peut paraître singulier, qu'il y ait corrélation fréquente entre les *appendicites* et la *vessie :* l'appendice cæcal et le réservoir urinaire, sont deux organes absolument indépendants au point de vue anatomique. Il en est bien ainsi à l'état ordinaire, mais certaines anomalies dans le développement, entraînent une *ectopie*, assez fréquente de l'appendice; les deux organes peuvent entrer en contact, et les lésions pathologiques retentir de l'un sur l'autre; c'est d'ailleurs toujours l'appendice, qui vient au devant de la vessie. On peut le trouver tantôt derrière l'ombilic, au-dessus de la vessie; tantôt derrière le pubis; on l'a vu croiser le réservoir urinaire et occuper la fosse iliaque gauche. Plus souvent encore, il tombe dans le pelvis, et se trouve en situation *basse*, dans l'excavation, dans la cavité de Douglas, entre la vessie et le colon pelvien, l'ampoule rectale chez l'homme, entre l'utérus et la vessie chez la femme. Parfois, il est accolé à la face postérieure, à l'une des parois latérales, au sommet de la face antérieure du réservoir urinaire. D'après les recherches anatomiques, la *situation pelvienne* de l'appendice est assez fréquente, puisque Fergusson, sur 200 cadavres, l'a trouvé onze fois descendant vers le bassin. Lafforgue, dans le journal de l'*Anatomie*, donne une moyenne de vingt pour cent. Bérard et Barnby donnent des chiffres plus élevés encore; d'après l'un, le processus vermiforme pénétrait dans le bassin 29 fois sur 86 cas; et suivant l'autre, dans 106 autopsies, il plongeait 35 fois dans l'excavation. Ces constatations positives, rendent un compte suffisant de la fréquence relative, et surtout de l'importance des troubles urinaires dans les appendicites.

D'après nos recherches et les cas cliniques que nous avons observés, dans les troubles urinaires qui sont produits par les appendicites, on peut distinguer trois catégories de faits :

1° Des *troubles fonctionnels* et *inflammatoires sans collections de pus :* rétentions d'urines, ténesme, dysuries, cystites aiguës ou subaiguës, pyuries, pyélo-cystites, péricystites, etc.

2° Des *lésions suppuratives : abcès para-vésicaux* et de

la *cavité de Retzius, fistules pyo-vésicales, pyo-stercoro-vésicales, intestino-vésicales, salpingo-intestino-vésicales*, etc.

3° La formation de *calculs stercoraux, urinaires,* ou *stercoro-urinaires.*

Nous allons passer en revue, avec faits cliniques à l'appui, chacun de ces groupes de complications urinaires, dans les appendicites.

I. *Troubles fonctionnels et inflammatoires, sans collections suppurées.*

Dans le cas de *Balzer*, publié en 1870, un enfant de 11 ans, est atteint d'une typhlite, caractérisée par une fièvre de 39°, du ballonnement du ventre, et un état muqueux. Pendant trois jours, il est pris d'une *rétention d'urine*; la vessie remonte à l'ombilic ; on est obligé de le sonder chaque jour. Ce n'est qu'après qu'un purgatif énergique a déterminé l'expulsion de bols fécaloïdes très durs, qu'il peut uriner spontanément. Quelques jours après, il est pris d'un *ténesme vésical* très violent; tous ces accidents disparaissent peu à peu, après une dizaine de jours.

Une malade de *Roux* (1890), jeune fille de 22 ans, présente les symptômes du début d'une appendicite aiguë, avec fièvre, ballonnement du ventre, péritonisme, pouls filiforme, etc. Les trois premiers jours de cet état grave, elle a une *rétention d'urine complète*, et il faut faire le cathétérisme. Ce n'est que le septième jour qu'on l'opère. On tombe derrière l'arcade de Fallope, dans une cavité purulente, où l'on rencontre l'appendice vermiforme gangrené. Guérison.

Gerster, chirurgien américain, est appelé près d'un jeune homme de 16 ans, au quinzième jour d'une appendicite aiguë, avec tuméfaction considérable de la fosse iliaque, s'étendant jusqu'à la ligne médiane de l'abdomen : de *fréquentes envies d'uriner* ennuyaient fortement le malade, qui, de plus, présentait les phénomènes d'hecticité propres aux longues suppurations. Lors de l'opération, on trouve une première poche dans la fosse iliaque, derrière l'arcade de Fallope, qui présente un prolongement sinueux, se dirigeant vers la ligne médiane, se rattachant à une autre collection purulente, qui occupait l'*espace pré-vésical*. Drainage. Plus tard, dix jours après l'intervention, phénomènes de *rétention d'urine*, qui durent un jour ou deux. Guérison (1878).

Schwartz, en 1894, rapporte à la Société de Chirurgie une observation bien remarquable, au point de vue spécial, qui nous occupe. Il s'agit d'un jeune homme de 20 ans, qui eût à plusieurs années d'intervalle, à 10 ans, à 16 ans et 20 ans, trois crises d'appendicite, qui, toutes, se terminèrent par la formation d'abcès, qui s'ouvrirent ou furent ouverts dans la région ombilicale. Or, il présenta, chaque fois, outre les signes ordinaires des appendicites, de *violentes douleurs en urinant*, des *mictions fréquentes*. A la troisième crise, son médecin croyant à un cas de fièvre typhoïde à cause de l'état général, il le détrompa, en affirmant qu'il éprouvait les mêmes douleurs que les autres fois, la même *dysurie*, les mêmes *ténesmes vésicaux*. Schwartz l'opéra à froid, et trouva l'appendice, sous forme d'une bride ou d'un cordon dur, enrobé d'épiploon induré, s'étendant de la fosse iliaque à la paroi abdominale, à mi-chemin de l'ombilic au pubis, *au voisinage de la vessie*.

Voici maintenant deux cas de *Gangolphe*, également très démonstratifs. Une jeune fille de 18 ans, a une *appendicite pelvienne*, à marche subaiguë, formant une grosse tumeur d'une dureté ligneuse ayant le volume des poings et englobant tous les organes du petit bassin. Or, dès le début, la malade s'est plaint de *troubles de la miction consistant en douleurs et fréquentes envies d'uriner*. Dans l'opération, on tombe sur un ventre d'une dureté fibro-cartilagineuse. Les *adhérences sont telles que la vessie ne peut revenir sur elle-même.* On perçoit quand on la mobilise, par suite du passage à travers l'urine, de l'air qui pénètre dans la vessie, un *bruit de bouteille qui se vide.* Il y avait eu *péri-cystite*, d'où les *troubles vésicaux* du début; et, plus tard ouverture du foyer dans la vessie. A ce moment, les troubles urinaires avaient cessé subitement. — Dans le second cas, il s'agit d'un jeune homme de 18 ans, qui eut tous les phénomènes d'appendicite aiguë, occupant la région hypogastrique et pelvienne. Le malade accuse en outre, *des troubles inconstants de la miction.* Par le toucher rectal, on trouva une saillie rénitente, *siégeant au niveau de la région rétro-vésicale.* L'ouverture fut faite le vingtième jour, et donna issue à un demi-litre de pus mélangé à des gaz. Le doigt introduit dans la plaie se rend compte que tout le bassin est occupé par la lésion. Le malade a fort bien guéri.

II. *Lésions suppuratives*

L'appendicite ne se bornera pas seulement à provoquer des troubles urinaires plus ou moins intenses et exclusivement fonctionnels. Les collections purulentes qu'elle engendre, soit autour d'elle, soit à distance, peuvent s'ouvrir dans la vessie, et déterminer une *cystite*, de la *pyurie* et même une *pyélo-cystite.* Tantôt, après quelques jours, l'orifice de communication se ferme, et les accidents urinaires cessent plus ou moins rapidement. Tantôt la fistule est *persistante*, et une intervention est nécessaire, pour obtenir la guérison.

Dans d'autres circonstances, la communication du réservoir urinaire se fait non seulement avec une cavité purulente, mais encore avec l'intestin, soit que le bout terminal de l'appendice s'ouvre directement dans la vessie *(fistule stercoro-vésicale)* ; soit que l'intestin se perfore dans une cavité purulente intermédiaire, qui elle-même s'ouvre accès dans la vessie *(fistule pyo-stercoro-vésicale)*. Les urines rendues par la miction, contiennent du pus, des gaz, et des matières fécales, quelquefois même des corps étrangers venant du tube digestif : pépins, noyaux, matières durcies, vers intestinaux.

Lorsque, dans le cours d'une appendicite, présentant d'ailleurs tous les symptômes cliniques qui lui sont propres, douleur dans le flanc droit, ballonnement du ventre, troubles gastro-intestinaux, fièvre, etc., une ouverture doit se faire du côté de la vessie ; il se développe d'abord une *péricystite* plus ou moins accusée, qui se traduit par des troubles de la miction plus accentués que dans les cas ordinaires, où ils sont de nature réflexe : on observe du ténesme, des épreintes, des envies fréquentes d'uriner et quelquefois même de la rétention : puis, tout à coup, au moment d'un effort, le malade est pris d'un besoin impérieux d'uriner, et il rend une urine trouble, mélangée de pus, présentant parfois une odeur fétide, fécaloïde.

Il peut s'échapper en même temps des gaz, et même des matières fécales, des corps étrangers et des tissus gangrenés.

Ces *perforations vésicales* se sont accompagnés, dans quelques cas, d'*hématuries* plus ou moins graves, quelquefois répétées, causées par une cystite fongueuse ; parfois, elles sont suivies de mort.

Citons quelques exemples, qui permettront de mieux saisir la filiation et l'importance des complications urinaires, qu'on peut observer dans des appendicites.

Bolffin, chez un homme de 28 ans, constata une typhlite formant tumeur, et quelques mois plus tard, il vit s'effectuer des évacuations de pus *par la vessie* et *par le rectum*. L'état général devint très grave, le malade ne prenant plus que quelques aliments liquides. Cette *typhlite* avec fistule *pyo-stercorale*, *vésicale* et *rectale*, fut guérie par une *entéro-anastomose* de l'intestin grêle avec le colon transverse (1891).

Ménière a observé deux cas d'abcès iliaque d'origine appendiculaire ouverts à la fois dans la vessie et le rectum (1828). On ignorait à cette époque les méfaits de l'appendice, mais la description ne laisse pas prise au doute. Chez le premier malade, un porteur d'eau de vingt ans, la fosse iliaque droite était le siège d'un gonflement avec des élancements : la tumeur avait le volume des deux poings; du pus fût rejeté au dehors par l'anus, et, en même temps, les urines jusque-là claires déposaient une grande quantité de matières blanches ayant l'aspect du pus. Guérison spontanée en dix jours. — Le second fait est relatif à un enfant de 11 ans, qui, ayant eu des coliques dans la fosse iliaque droite, présente dans la même région une tumeur du volume d'une grosse orange : elle s'ouvrit au dehors et laissa échapper des flots de pus. Puis la plaie se ferma, et bientôt les accidents reparurent, et l'état général devint très grave. Au bout de trois jours, la cicatrice à la peau se rompit et le pus s'écoula à la fois *par le rectum, par la vessie et par l'ouverture extérieure.* Ménière fit coucher longtemps l'enfant sur le ventre, de manière à favoriser l'évacuation du pus, fit des injections astringentes et détersives, et, la guérison fut obtenue en deux mois.

Roux, en 1886, rapporte l'histoire d'une femme de 60 ans, qui eut, à plusieurs reprises, dans l'espace de quelques mois, des crises d'appendicite avec obstruction intestinale. Au bout d'une semaine ou deux, l'état général devint très mauvais, et on ouvrit, sans narcose, une vaste collection de la fosse illiaque droite. Le lendemain, le ballonnement du ventre persista et on crut à une fin prochaine ; mais dans la nuit survint une débâcle, qui amena une amélioration très notable. Quelques jours après il y eut une crise suraiguë de cystite : les urines devinrent troubles et on y trouva une grande quantité de streptocoques et de leucocytes purulents.

Après deux jours, la fistule se ferma, mais il y eut plusieurs crises de cystite avec pyurie, puis élimination abondante de graviers, venant du rein droit très douloureux.

On observa ainsi alternativement plusieurs crises de cystite avec pyurie, de graviers urinaires et même de cholélithiase avec ictère. Après plusieurs mois, la malade finit par guérir définitivement.

Stedmann (Boston med. and. surg. Journal, 1888) rapporte une observation bien intéressante et très précise.

Homme de 41 ans présente des vomissements bilieux incessants, du ballonnement du ventre, surtout de la fosse iliaque droite, une température élevée, et tous les symptômes d'une appendicite aiguë. A l'examen, on trouve une tumeur au-dessous de l'arcade de Fallope et une tumeur pelvienne, que révèle le toucher rectal. L'état s'aggravant, on fait une incision le 21e jour de la maladie au-dessus de l'arcade crurale. L'abcès très profondément situé dans le pelvis n'est pas facilement atteint : son ouverture avec le doigt est suivie de l'issue d'un pus fétide, de quelques matières fécales et de gaz. Drains dans la plaie. Le lendemain issue de lait presque digéré par les drains.

Deux jours après des matières fécales et des gaz s'échappent. Ces mêmes matières fécales apparaissent dans l'urine, avec de la douleur à la miction : en même temps de l'urine s'écoule à travers la plaie.

Le malade meurt le 29e jour.

A l'autopsie, adhérences des paquets intestinaux voisins du pelvis; dans la fosse iliaque, cavité purulente, communiquant avec la plaie extérieure, à son extrémité externe s'ouvre la base de l'appendice vermiculaire. Sur la partie postérieure de la vessie, trois centimètres au-dessus de la base de la prostate, siège un orifice du diamètre d'un doigt, *par lequel la vessie communique librement avec la cavité purulente.*

Hallé (*Annales génito-urinaires*, 1892) chez une femme de 56 ans, qui depuis plusieurs mois avait des douleurs dans l'abdomen, a vu survenir des hématuries abondantes avec caillots, qui devinrent bientôt constantes. Au palper abdominal, on constata dans l'hypogastre une tumeur qui remontait jusqu'à mi-distance entre le pubis et l'ombilic, tumeur arrondie généralement, mais avec une bosselure du côté droit, débordant vers la fosse iliaque. Au toucher vaginal, on trouve la tumeur bombant sous la paroi vaginale supérieure, et par le palper bi-manuel, on constate qu'elle englobe la partie droite de la vessie. L'exploration par la sonde montre que l'hématurie a tous les caractères de l'hématurie vésicale. On croit à un néoplasme vésical volumineux. La malade meurt. A l'autopsie, sur une section médiane, on constate l'intégrité des organes génitaux, de l'utérus ; mais, on voit au centre de la paroi vésicale inférieure deux petites perforations arrondies, à bords minces comme ulcérés, laissant échapper dans la cavité vésicale, une grande quantité de caillots putrides. Elles font communiquer le réservoir urinaire avec une cavité anormale plus grosse que le poing, située entre l'utérus et la vessie. Cette cavité circonscrite par des adhérences, soulève la paroi vaginale : elle est remplie de caillots sanguins ramollis et putréfiés ; ses parois sont tapissées de pseudo-membranes grisâtres, molles, fibrineuses : l'appendice cæcal, très épaissi, non perforé en apparence, fait partie de la paroi droite de la cavité, et sa saillie est visible à l'intérieur de la poche. L'intégrité absolue des organes génitaux montre qu'il ne peut s'agir d'un hématocèle anté-utérine. C'est une poche de pelvi-péritonite, après appendicite, avec épanchement sanguin secondaire. Les hématuries, les symptômes de cystite, et l'existence d'une tumeur hypogastrique, suffisaient à simuler un néoplasme volumineux du réservoir urinaire.

Brun (dans la *Presse médicale* du 18 juillet 1896), publie une observation très complète d'appendicite, chez un enfant de 9 ans 1/2, ayant déterminé la formation d'une poche purulente, s'élevant à l'ombilic, et occupant toute la cavité de Retzius, de telle sorte qu'on eût pu croire à une vessie distendue, si on n'eût pris la précaution de faire le cathétérisme. La troisième semaine de la maladie, au moment où l'intervention devait avoir lieu, l'enfant urine seul, et laisse échapper une urine trouble, extrêmement fétide, d'odeur fécaloïde, et contenant des grumeaux de pus : l'ouverture de l'abcès dans la vessie vient de se faire évidemment. L'incision de la cavité purulente laisse échapper un mélange de pus et de sang fétide, d'odeur fécaloïde. Dans la journée l'enfant rend environ 200 grammes d'urine toujours trouble et d'odeur fétide. A huit heures du soir, il meurt en quelques instants.

A l'autopsie, on trouve une vaste poche derrière la paroi abdominale, *occupant exactement l'espace de Retzius :* la cavité péritonéale est pleine de pus dans sa partie inférieure, et les anses intestinales adhérentes entre elles et à la paroi ; il est évident que l'enfant a succombé à une péritonite purulente. On trouve le cæcum libre, mais l'appendice le contourne, et vient s'attacher, par son extrémité terminale, à la poche de la paroi abdominale, sur les parois de l'abcès. A la face interne de celui-ci, on trouve un diverticulum, au fond duquel une sonde cannelée pénètre dans l'appendice cæcal perforé ; plus bas existe une large perforation qui fait communiquer l'abcès avec la cavité abdominale : ainsi se trouve expliquée la péritonite purulente qui emporta l'enfant. La vessie ouverte, on voit qu'elle contient du pus, que ses parois sont très épaissies, en rapport en avant avec l'abcès de la cavité de Retzius ; sa muqueuse est très tomenteuse et parsemée de nombreuses taches ecchymotiques, et, c'est sans doute au niveau d'un de ces points ecchymotiques, qu'a dû se faire la perforation ; mais on ne peut l'apercevoir.

Poncet (in Thèse de Wladoff, 1898) fit une laparotomie médiane chez une petite fille de 13 ans, qui depuis une huitaine de jours avait eu des symptômes graves d'appendicite aiguë, et qui présentait une tuméfaction s'étendant d'une fosse iliaque à l'autre et remontant au-dessus de l'ombilic. L'ouverture donna accès à une quantité considérable de pus fécaloïde à une odeur horrible. Peu à peu, à la suite de cette intervention, l'état s'améliora, et la quantité de matières fecales qui coulait avec le [illegible] par les drains diminua : mais bientôt on y constata la présence de l'urine; il y avait, à la fois, fistule intestinale et fistule vésicale. La miction fort douloureuse avant l'intervention et les caractères physiques de l'urine, indiquaient déjà une violente cystite aiguë. La fistule intestinale disparut le troisième jour : l'écoulement dès ce moment fut uniquement urineux. Une sonde de Pezzer fut placée dans la vessie, et des lavages furent faits toutes les trois heures à l'eau bouillie; l'eau injectée dans la vessie ressortait par la plaie abdominale, qui se trouvait ainsi fortement lavée. Après dix jours de ce traitement, la fistule urinaire se ferma, et bientôt la petite malade entra en convalescence.

III. *Calculs.*

On peut distinguer dans les appendicites, qui se compliquent d'altération des voies urinaires, et plus spécialement d'ouverture dans la vessie de cavités purulentes qui communiquent avec l'appendice, ou de l'appendice lui-même, des *calculs para-vésicaux*, ou des *calculs vésicaux*. Ils sont tantôt d'origine intestinale, tantôt d'origine urinaire : on distingue donc, dans les conditions pathologiques, des *calculs stercoraux* et des *calculs urinaires*.

Nous avons rapporté, dans la thèse très intéressante de notre élève, le Dr Damien Masson, « sur les complications vésicales dans l'appendicite », Paris 1898, une observation intéressante d'un cas de calcul stercoral *para-vésical*.

Observation résumée. — Un comptable âgé de 30 ans, au mois de novembre 1894, quelques jours après une longue marche, ressentit dans la région de l'aine droite une douleur assez vive qui l'obligea de se coucher. Il avait en même temps de la fièvre et de la constipation. Huit jours seulement après, un médecin appelé pensa à des accidents d'inflammation intestinale; puis, découvrit bientôt dans la région hypogastrique, une tumeur du volume d'un œuf, qu'il crut être un abcès, et dont il attendait l'élimination par le rectum. A sa grande surprise, l'ouverture se fit sur la vessie; car, un jour, le malade s'aperçut qu'il émettait par l'urèthre à la fin des mictions, une certaine quantité de pus. Il y eut d'abord amélioration. Mais, bientôt, des crises douloureuses se reproduisirent, tous les quinze jours à trois semaines d'abord, puis de plus en plus fréquemment. La douleur partait toujours de la région inguinale pour s'irradier dans le reste de l'abdomen, durant un, deux ou trois jours, et disparaissait lorsque le malade avait rendu, avec l'urine, du pus blanchâtre ou blanc rougeâtre, variant comme quantité de un à un demi-verre par mictions. Cette évacuation durait depuis deux ou trois jours. Les pressions et les manipulations sur la tumeur rappelaient les mêmes phénomènes, douleurs et rejet de matières purulentes. Pendant deux ou trois mois, ces crises et accidents se reproduisirent à plusieurs reprises. Au moment de son entrée dans le service, on constate à deux doigts au-dessus de l'arcade de Fallope et un peu en dedans de son milieu, une tuméfaction du volume d'une grosse pomme, douloureuse, de consistance dure, présentant quelques bosselures à sa surface, paraissant immobile dans le bassin, et en contact avec la région vésicale. Par le toucher rectal, on trouve un prolongement pelvien de cette tumeur dure, en connexion avec celle qu'on sent par le ventre. Le lendemain de cette exploration, le malade est pris de douleur et expulse, avec l'urine, une certaine quantité de pus, jaunâtre, bien lié non grumeleux. On porte le diagnostic de *pyurie intermittente*, provenant d'une *collection périvésicale;* mais la difficulté est de savoir si son origine est dans une *appendicite* ouverte dans la vessie, ou dans un *adéno-phlegmon* ayant eu la même issue. On n'avait trouvé, dans les urines, aucun détritus provenant de l'intestin : mais on pouvait admettre que la communication avec l'intestin était complètement oblitérée. Par la laparotomie latérale, on tomba sur une masse (ou conglomérat) recouverte par l'épiploon lardacé, et constituée en avant par le cæcum, adhérente en dedans à la paroi latérale de la vessie, en bas, accolée à l'arcade de Fallope, en dedans et en arrière au détroit supérieur du bassin et à la fosse iliaque. Nulle part on ne trouve trace de l'appendice. Cette tumeur dont le volume dépasse celui du poing, descend en bas, dans la cavité pelvienne, où elle se prolonge sous forme d'induration diffuse. Le chirurgien incise la masse indurée, trop fortement adhérente pour être extirpée, en dedans du cæcum, sur une étendue de quatre à cinq centimètres. Dans la profondeur, il rencontre un corps extrêmement dur du volume d'une grosse noix. Il l'extirpe doucement à l'aide d'une pince, et reconnaît une *pierre* de forme oblongue, qu'un examen ultérieur a démontré être un *calcul fécaloïde*. Celui-ci enlevé, il reste une cavité, du volume d'une pomme, un peu fongueuse, mais vide de jus : on la nettoie à la curette. Malgré des explorations nombreuses avec la sonde cannelée, on ne trouve aucune communication : on constate seulement une adhérence très intime et de la largeur d'une pièce de cinq francs, avec la face latérale droite du réservoir urinaire ; en dehors du côté du cæcum, on trouva, dans un diverticulum, un orifice d'un centimètre carré environ, *d'aspect muqueux*, qui pouvait être en communication avec l'appendice vermiculaire, mais on ne put en acquérir la preuve ni au palper, ni à la vue, ni avec la sonde : l'appendice est introuvable. On draine cette *cavité paracæcale* et *para-vésicale*. La guérison se fit peu à peu, et à partir du jour de l'opération, on n'observa plus de crises de douleurs vésicales, et de pus dans les urines.

Il semble évident qu'on s'est trouvé, dans ce cas clinique fort intéressant, en présence d'un cas d'*appendicite calculeuse*, ayant évolué vers la vessie. Le calcul s'est développé lentement dans l'appendice, et a pu atteindre le volume d'une noix sans provoquer aucune espèce d'accident ; le passé du malade est formel à cet égard. Il y a eu ensuite crise appendiculaire, perforation, chute et enkystement du calcul dans le péritoine ; puis l'abcès péritonéal s'est ouvert dans la vessie, tandis que se fermait rapidement la communication intestinale. Il est resté, dès lors, une fistule faisant communiquer la vessie avec la poche fongueuse, qui renfermait le calcul, et, c'est dans cette poche que se formait le pus, qui, périodiquement, se vidait dans le réservoir urinaire. Si l'intervention chirurgicale n'eut pas eu lieu, il eût pu arriver, par la suite, que la fistule vésicale s'élargit et donnât passage au corps étranger : on aurait été conduit, dans ce cas, à pratiquer la taille, et on *eût alors trouvé, dans la vessie, un calcul stercoral.* Si celui-ci, cependant, avait séjourné un certain temps dans la vessie, il se serait enrobé du dépôt des sels urinaires ; et on eût, lors de l'opération, rencontré un calcul mixte, *urinaire et stercoral.*

Il existe, à notre connaissance, dans la littérature médicale, deux cas de *calculs urinaires*, ayant succédé à l'ouverture dans la vessie, d'une appendicite perforante.

Le premier est dû à Kraekowiser, chirurgien américain ; il a été publié dans le *Medical Record*, de 1867.

Chez un homme qui, dans son enfance, avait rendu à deux reprises différentes, des lombrics par l'urèthre et des graines d'airelle, se manifestèrent des symptômes de *calculs vésicaux.*

Il y eut des selles urineuses et du ténesme rectal et vésical. La taille localisée permit d'extraire 9 calculs.

Le malade mourut 5 jours après, et, à l'autopsie, on trouve l'appendice cœcal fixé par des adhérences anciennes à la face postérieure et latérale de la vessie ; on voyait dans le réservoir, à un pouce de l'orifice de l'uretère droit, un orifice, dans lequel on put faire pénétrer une sonde de moyenne grosseur, qui arrivait dans le cœcum, à travers l'appendice. Le trajet était long, anfractueux et fermé par une valvule, qui ne permettait pas aux matières fécales de tomber dans la vessie.

Le second fait a été relaté par le Dr Jarvelle, médecin suédois de Christiania (en septembre 1895).

Il s'agit d'une fille de 17 ans, qui avait eu jadis, à quatre et à dix ans, des symptômes d'inflammation intestinale. Elle avait présenté, dans l'intervalle et à plusieurs reprises, des symptômes vésicaux : urines troubles et à odeur infecte. Un jour, elle mangea une bouillie d'avoine, et on retrouva dans ses urines le péricarpe de cette céréale, et de nombreuses cellules végétales.

Par le palper abdominal et le toucher rectal combinés, on constate une tumeur située à droite de la vessie, et se prolongeant sur la face postérieure. A l'examen cystoscopique, on pouvait, de plus, apercevoir toujours au même endroit, sur la paroi droite de la vessie, un petit corps du volume d'une noisette, qu'on prit pour une excroissance polypiforme. C'était un *calcul*, que la malade expulsa spontanément sept jours après son entrée ; il était composé de couches concentriques, et contenait, dans deux points différents, à son centre, des pépins de fruits. On s'arrêta comme diagnostic probable à une communication entre le réservoir urinaire et l'appendice vermiculaire. On pratiqua la laparotomie, dans la position de Tredelenburg. L'appendice apparut comme une corde tendue entre la paroi droite de la vessie et le cæcum. On le réséqua et on sutura les ouvertures. Les suites opératoires furent excellentes ; les urines redevinrent claires : tous les symptômes disparurent.

VIII

LE STREPTO-SÉRUM ET SES RÉSULTATS EN CLINIQUE

MESSIEURS,

Un remarquable succès obtenu dans notre service, chez une jeune fille de 12 ans, atteinte, depuis plusieurs semaines, d'accidents très graves de septicémie et de pyohémie, m'engage à vous entretenir, dans quelques leçons, de la *médication antistreptococcique* et des *strepto-sérums*.

Les progrès considérables de la bactériologie dans ces dernières années, nous ont conduit à une thérapeutique nouvelle, due aux travaux célèbres de Pasteur, de Behring, de Koch, de Roux, de Yersin, de Metchnikoff, de Marmoreck et de leurs collaborateurs. Au lieu de remèdes empruntés uniquement au règne minéral ou au règne végétal, nous possédons maintenant, pour le traitement des *maladies infectieuses*, une médication « *d'origine animale* » selon l'heureuse expression de Bouchard, au congrès de Bordeaux, en 1884. Elle use de médicaments très actifs, vivants à proprement parler, dont l'action se fait sentir dans l'organisme très profondément, parfois très longtemps après qu'ils ont été administrés.

On a voulu leur attribuer un rôle préventif, préservatif ; en faire de véritables *vaccins*, conférant à l'organisme animal ou humain, l'immunité contre les maladies les plus redoutables, contre les infections. C'était, à notre avis, conclure trop vite, transporter trop hâtivement dans la pratique, les résultats si précis, si intéressants, du laboratoire.

Il faut bien le reconnaître, les *sérums* sont rarement de véritables vaccins : mais, ils sont des agents curateurs de premier ordre, dont l'emploi, chez l'homme, doit être dirigé et contrôlé par le clinicien; car son éducation, son expérience des maladies, lui permettent, mieux qu'à tout autre, de juger des indications, des contre-indications, d'analyser les effets de la médication nouvelle et d'en apprécier les résultats, les inconvénients ou les dangers, avec sincérité et sans entraînement ; pour lui, les responsabilités, toujours entières, l'obligent à un jugement droit. Ses conclusions, pour être tardives, n'en sont pas moins précieuses.

Mais qu'est-ce qu'un sérum ? Comment l'obtient-on, comment le prépare-t-on ? Quels sont ses effets ? Pourquoi guérit-il, et, dans quelque cas, préserve-t-il des maladies ? Il importe d'avoir des notions exactes sur tous ces points, avant d'aborder l'étude spéciale du *sérum antistreptococcique* et de ses résultats.

PREMIÈRE LEÇON

I. — Des sérums immunisateurs.

L'idée des sérums immunisateurs, il faut le dire, est née dans les laboratoires : elle a été le résultat des recherches si nombreuses, si précises des bactériologistes. C'est en expérimentant sur les microbes, qu'on a découvert des liquides, des humeurs susceptibles de combattre leurs effets nocifs, de les neutraliser, ou même de les détruire.

Les expérimentateurs et les cliniciens ont d'abord fait porter leurs études et leurs recherches sur les éléments figurés, sur les microbes, cocci et bactéries, dont la connaissance était si utile, si féconde en aperçus nouveaux, pour expliquer la genèse des maladies. Pour obtenir en grand nombre ces agents pathogènes, pour les avoir à l'état de pureté, on s'ingénia à trouver des substances, des milieux alimentaires où ils puissent vivre, et se développer avec rapidité. Bientôt on reconnût que ces milieux de culture étaient modifiés par les microbes en se développant, et qu'ils contenaient des poisons pour l'organisme animal, des *toxines*, susceptibles de jouer un rôle important dans l'évolution des processus pathologiques.

Dans l'économie, ces mêmes microbes pouvaient aussi modifier les humeurs, le milieu sanguin, qui leur formait un milieu de culture excellent, et engendrer des poisons. Il pouvait y avoir, dans les maladies, une action bactérienne et des toxhémies : ces deux influences morbides étaient souvent associées.

Insistons, quelques instants, sur les *poisons bactériens*, sur les *toxines*.

Depuis longtemps, on savait que les matières animales

en décomposition, en putréfaction, produisaient des poisons susceptibles d'infecter l'organisme. Déjà en 1822, Gaspard, de Saint-Etienne, avait démontré qu'en injectant dans les veines des animaux ou dans leurs tissus, des liquides provenant de macérations animales, de viandes putréfiées, avec ou sans filtration pour séparer les éléments figurés, on déterminait de la fièvre, un état général grave, des fièvres putrides, comme on les appelait alors. Plus tard, en 1856, Panum isola de ces matières putréfiées, des poisons solubles, avec lesquels il tua les animaux. En 1868, Bergmann isola de la bière putréfiée, un poison spécial qu'il appela *sepsine;* et, peu après, Billroth donna le nom de *septicémies* aux infections de l'organisme, produites par les poisons d'origine animale. D'autres expérimentateurs isolèrent successivement des matière putréfiées, une substance azotée analogue à l'atropine; d'autres, une substance analogue à la digitaline; d'autres enfin, une substance fluorescente, la *quinoïdine animale,* également très toxique. Mais le plus grand pas fût fait, par les recherches chimiques si précises de Gautier (1874), qui, par des procédés parfaits, retira des albumines putréfiées, des corps alcaloïdiques azotés, dont la présence était constante; puis, par Selmi, médecin légiste italien, qui démontra que l'estomac et les tissus des sujets ayant succombé à une mort naturelle, contiennent toujours ces mêmes poisons. Brouardel et Boutmy vérifièrent ces faits; Gautier et Etard, Brieger, Nenki, Œschner de Coninck, Griffith, firent l'étude chimique complète, le dosage, l'analyse élémentaire, la synthèse de ces poisons, auxquels on donne le nom générique de *Ptomaïnes.* — Ce fut, dès lors, une loi générale adoptée par tous, que *les matières protéiques, les matières albuminoïdes, étaient susceptibles de se transformer en poisons très violents, pour l'organisme animal.*

Quelques années plus tard, Chauveau, Bouchard, Charrin, Brieger, Arloing, établirent que *les milieux de cultures des microbes* (bouillons, peptones), qui le plus souvent sont composés de matières protéiques, d'albumines et de sels, avaient aussi des propriétés toxiques, même en l'absence de tout germe vivant, propriétés toxiques qui leur appartenaient en propre, et qui devaient être rattachées à des *substances purement chimiques, résultats de l'activité cellulaire des micro-organismes.*

Un exemple bien connu va nous faire comprendre, cette action des microbes, sur leurs milieux de cultures. Lorsqu'on met de la levure de bière en présence d'une substance glycogène, elle produit, par son activité cellulaire propre, par ses échanges nutritifs, de l'alcool, de la glycérine, de l'acide carbonique, de l'acide succinique, etc. De même, les microbes, par leur activité cellulaire propre, dans leurs milieux de cultures, donnent lieu à des produits divers, utiles ou nuisibles, le plus souvent nocifs, auxquels on a donné le nom de *toxines. — Quand un microbe est introduit dans l'organisme, il produit aussi ces mêmes toxines dans le milieu sanguin :* aussi, dans l'étude des maladies infectieuses, faut-il toujours tenir compte, à la fois, du ferment ou microbe, et de l'action de ses produits toxiques.

Ce qui augmente l'intérêt, pour la pathogénie des maladies, de ces toxines microbiennes, c'est qu'elles ont pu être isolées chimiquement, et qu'on a pu étudier, en détail, leurs effets sur l'organisme, comme on l'a fait pour les autres poisons d'origine minérale ou végétale.

Les recherches des chimistes nous ont appris, que les toxines microbiennes sont de deux ordres : les *toxines alcaloïdiques* et les *toxines albumosiques* ou *toxalbumines.*

Les *toxines alcaloïdiques* s'extraient des milieux de culture par des procédés chimiques (Gautier, Brieger), sur lesquels je n'insisterai pas. Elles peuvent se cristalliser : mais, elles se présentent, le plus souvent, sous formes d'huiles incolores ou ambrées, d'odeur vireuse, cadavérique, semblable à celle de l'aubépine ou du seringa. Vis-à-vis des réactifs chimiques, elles se comportent, comme certains alcaloïdes végétaux très toxiques, tels que l'atropine, la digitaline, la muscarine, etc.

Lorsqu'on les injecte dans l'organisme animal, elles l'empoisonnent à la façon de ces alcaloïdes. Leurs effets les plus généraux sont les suivants : dilatation des pupilles, affaiblissement moteur, perte de la contractilité musculaire, paralysie du cœur, somnolence, torpeur, coma, mort. — Ces toxines alcaloïdiques varient d'ailleurs de nature, selon les agents microbiens et leurs milieux de culture. Ainsi, Brieger a extrait des cultures du bacille tétanique, trois alcaloïdes : la tétanine, la tétanotoxine, la spasmotoxine, etc. Des cultures microbiennes du choléra, Brieger et Pouchet ont obtenu divers alcaloïdes, qui donnent lieu à de l'algidité, à des diarrhées intestinales, chez les animaux. Des toxines ont été également trouvées dans le cerveau des chiens enragés, dans l'urine des érésypélateux, dans les sécrétions de la fièvre puerpérale, des oreillonneux, des scarlatineux, dans la diphtérie, dans l'influenza, etc. — Il s'agit donc bien là d'un fait général.

Les toxines *albumosiques* ou *toxalbumines* sont moins bien connues, moins stables. Elles résultent de modifications moléculaires peu accusées des albumines, par les agents microbiens : ces modifications consistent en une augmentation de leur hydratation. On obtient ainsi des substances azotées, neutres, amorphes, solubles dans l'eau, mais insolubles dans l'alcool et l'éther, de couleur blanche ou blanc-jaunâtre, sans odeur. Ce sont des corps quaternaires, contenant le plus souvent du soufre ou du phosphore. Elles se rapprochent des zymases, des diastases animales. On les a comparées à la pepsine, à la pancréatine. Elles sont, pour la plupart, toxiques ou pyrétogènes. C'est ainsi que Roux et Yersin ont retiré des produits solubles du microbe de Lœffler, dans la diphtérie, des toxalbumines d'une grande puissance toxique. Les microbes du choléra, d'après Brieger; les urines des cholériques, d'après Bouchard ; les bacilles du tétanos, produisent aussi des toxines de cette espèce. On les avait déjà signalées, depuis longtemps, dans le venin des serpents.

Bref: *toxines alcaloïdiques ou toxalbumines, sont des poisons très violents pour l'organisme animal, qui se rencontrent dans presque toutes les cultures microbiennes.*

Mais en quoi les recherches des microbiologistes sur la toxicité des cultures microbiennes peuvent-elles nous intéresser, pour expliquer la nature des sérums utilisés dans ces derniers temps, par les médecins; contre les maladies infectieuses?

La réponse est facile. — C'est en injectant, à certaines doses et selon certaines règles, ces cultures microbiennes, pourtant si toxiques, aux animaux, qu'on produit, chez eux, les *sérums immunisateurs.* Expliquons comment on est arrivé à cette découverte, si importante pour la thérapeutique des maladies infectieuses les plus graves.

Dans l'histoire de la découverte des sérums immunisateurs, il y a lieu de distinguer deux phases bien distinctes :

1° Dans la première, qui sert de préparation en quelque sorte, on établit qu'en injectant aux animaux les cultures microbiennes, selon certaines règles, on les rend réfractaires désormais à la maladie expérimentale; contre celle-ci, *on leur confère l'immunité.*

2° Dans la seconde, on découvre que le sérum du sang des animaux ainsi immunisés, si on l'injecte à d'autres animaux ou à l'homme, leur confère aussi l'immunité, les vaccine en quelque sorte contre les maladies infectieuses, ou même est susceptible d'arrêter celles-ci dans leur évolution, de les guérir.

La première phase pourrait être dénommée : *phase des vaccins.* — Pasteur, puis Chauveau, découvrent le vaccin contre la maladie charbonneuse, et l'appliquent avec succès aux ovidés et aux grands animaux. Pasteur encore, invente le merveilleux vaccin antirabique. On arrive à la découverte de ces vaccins par une voie, en quelque sorte *empirique :* le vaccin anti-charbonneux s'obtient par des cultures bactériennes atténuées par la chaleur; le vaccin antirabique est retiré de cervelles d'animaux enragés, inoculés, soumises à la dessiccation, afin d'en atténuer la virulence. — On n'a pas encore généralisé les procédés de vaccination et d'immunisation des animaux. Ce n'est que par circonstance, qu'on a recours à l'atténuation des milieux de culture pour obtenir des vaccins.

C'est en 1887 que, pour la première fois, la généralisation de la méthode de production des vaccins par les cultures, est mise en évidence par Charrin d'abord, puis par Bouchard, Roux et Chamberlain, etc. Charrin fit ses expériences sur le *pus bleu*, sur les cultures du bacille pyocyanique. Il s'agit d'un microbe plutôt saprophyte que pathologique; mais, à cause de sa coloration, il se prête bien aux observations. Charrin montra qu'on peut vacciner les animaux, les immuniser contre la maladie pyocyanique, soit par des inoculations successives, faites par diverses voies, de cultures faibles; soit par l'injection des produits solubles de ces cultures. Il atténue les cultures pures, par la chaleur; par l'exposition à l'air, à la lumière; par divers procédés.

On a ainsi ce qu'on peut appeler des *vaccins figurés*, dont font partie les microbes *atténués*.

Pour vacciner à l'aide *des produits solubles seuls*, il traita les cultures pures par filtration, puis par l'exposition à l'étuve à 115°. Il espère avoir ainsi détruit tous les éléments figurés, tous les germes. En un mot, il vaccine par les *toxines seules*.

Aussitôt, ces méthodes de vaccination se généralisent : Bouchard vaccine avec les urines des animaux ayant eu la maladie pyocyanique; d'autres vaccinent avec des humeurs, des liquides hématiques, etc. ; Roux et Chamberlain vaccinent contre l'œdème malin, Hawkins contre le charbon bactérien ; Pasteur, dans le même cas, emploie le sang échauffé des charbonneux. On vaccine contre le rouget du porc, contre la dothiénenthérie, à l'aide de petites doses de toxines; contre le pneumocoque. On fait les premiers essais contre le choléra, contre le tétanos ; on trouve même des produits minéraux ayant des propriétés vaccinantes : le bicarbonate de soude contre le charbon, le trichlorure d'iode, l'eau oxygénée peuvent, dans une certaine mesure, être substitués ou ajoutés aux toxines. On atténue les cultures par le temps, par la chaleur, par la lumière, par l'oxygène, par les antiseptiques, par la dessiccation, etc.

On cherche alors *à expliquer scientifiquement et expérimentalement l'immunité acquise chez les animaux vaccinés.* Et ce sont les nombreuses études et expériences entreprises pour cette explication, *qui vont ouvrir la voie la plus large, vers la théorie et la conception des sérums immunisateurs.*

On supposa d'abord que les toxines injectées dans l'économie, agissent comme des antiseptiques, comme le trichlorure d'iode, par exemple, et empêchent la pullulation des microbes dans le sang des vaccinés. Mais les choses ne se passent pas dans les milieux de l'organisme animal comme dans l'éprouvette de l'expérimentateur. *In vitro,* le milieu nutritif de la colonie bactérienne s'épuise bientôt; chez l'animal, le liquide nutritif se reproduit par l'alimentation et la respiration : les microbes trouvent dans le sang, dans les humeurs, dans les tissus mêmes, des milieux où ils pullulent à leur aise.

D'autre part, si on a vacciné à l'aide des toxines seules, celles-ci disparaissent bientôt de l'économie ; elles s'éliminent par les urines, comme l'a démontré le professeur Bouchard. Il est vrai que cette élimination est assez lente et demande 25, 30, 40 jours et même des mois. En résumé, la substance vaccinante disparaît de l'économie et se détruit peu à peu.

Il faut chercher ailleurs les explications de l'immunité. Je ne vous exposerai pas toutes les théories qui ont été émises. M. le Dr Lemière l'a fait avec compétence, dans les remarquables conférences de cet hiver, publiées dans le *Journal des Sciences médicales :* je vous signalerai les points principaux.

Au Congrès de Buda-Pésth, en 1891, Bouchard émit la théorie des *substances vaccinantes* fabriquées par les cellules de l'économie. Les toxines « injectées pour la vaccination » mettraient en activité cette propriété des cellules animales. Ainsi s'expliquerait le temps nécessaire, après l'injection, pour que l'immunité puisse être conférée.

Trois théories principales ont eu cours dans la science, pour expliquer l'immunité des animaux vaccinés : 1° La théorie de *l'état bactéricide* ou *germicide des humeurs;* 2° la théorie des *antitoxines;* 3° la théorie *phagocytaire.* Deux mots sur chacune d'elles.

Lorsqu'un animal a été vacciné par des cultures pures, atténuées, ou par des injections de toxines, les humeurs acquièrent la propriété de tuer, de détruire les éléments figurés, les microbes pathogènes; c'est ainsi qu'il peut résister, ensuite, aux inoculations les plus virulentes.

Déjà Nissen avait démontré, que le sang défibriné des moutons vaccinés, détruit plus de germes, plus de microbes, que le sang défibriné des animaux non vaccinés. Il est donc germicide.

Les expériences de Roger et Charrin sont plus précises. En 1889, ils montrent que l'évolution du bacille pyocyanique dans le sérum des lapins vaccinés est beaucoup plus difficile que dans le sérum des non vaccinés : ses fonctions chromogènes diminuent; ses formes sont changées, amoindries, comme lorsqu'on met ces mêmes microbes en présence des antiseptiques.

Gamaleia, Metchnikoff constatent les mêmes effets sur les bactéridies charbonneuses, lorsqu'on les cultive dans le sérum sanguin des animaux vaccinés.

Charrin et Roger répètent ces expériences sur les virus charbonneux. Dans le sérum des animaux immunisés sur gélatine, les colonies inoculées à l'aiguille, se développent plus péniblement, et contiennent moins de bacilles. Leur pullulation est entravée, et leur morphologie se modifie : ils forment des chaînettes composées d'articles grêles, de petits bâtonnets mal colorés, plus courts.

Autre expérience bien démonstrative de Roger. On prépare le train postérieur d'une grenouille immunisée, et celui d'une autre grenouille non immunisée; puis, on injecte dans les muscles des deux membres du virus charbonneux : dans le premier les microbes anaérobies se développent mal; dans le second, ils pullulent avec rapidité et produisent d'abondants dégagements d'acide carbonique et de gaz putrides. Ce fait établit que les tissus, comme le sang des animaux vaccinés, comme leurs humeurs, contiennent *des corps nuisibles aux bacteries.*

Le lait, la sérosité des vésicatoires, les liquides péritonéaux, les mucosités, la sueur, les larmes, et même les sucs parenchymateux du foie, de la rate, du pancréas, chez les animaux vaccinés, ont aussi des propriétés germicides.

On peut donc conclure, d'après toutes ces expériences : *qu'il y a, chez les animaux vaccinés, immunisés, rendus réfractaires, des principes qui s'opposent à la libre évolution des agents pathogènes, qui, sans les tuer immédiatement, retardent leur pullulation.*

Telle est la théorie bactéricide ou germicide des humeurs et des tissus, chez les animaux vaccinés.

Elle explique en partie la destruction, l'atténuation, la disparition des éléments figurés, des microbes : mais elle ne rend pas compte du peu d'effet des toxines injectées en même temps que les cultures, ou engendrées, plus tard, par leur présence dans l'économie.

C'est ici que prend place la *théorie des antitoxines* de Behring et Kitasato (1890).

Les *antitoxines*, d'après ces expérimentateurs, sont des produits de l'organisme, qui naissent chez les animaux vaccinés, et, *neutralisent les effets des toxines*. Voici les expériences fondamentales, sur lesquelles est appuyée, la théorie des antitoxines. Les recherches ont été faites avec les cultures tétaniques, dont la puissance virulente est considérable.

Si l'on prend du sang dans la carotide d'un lapin vacciné contre le bacille tétanique ; si, on en injecte une petite quantité, dans le péritoine de deux souris, celles-ci sont vaccinées et résistent à une injection d'un 1/10ᵉ de cent. cube de culture tétanique pure, très virulente. Deux autres souris témoins, non vaccinées, succombent.

Mêmes résultats, si au lieu d'employer le sang entier des lapins vaccinés, on se contente d'immuniser les souris *avec le sérum* recueilli, après coagulation.

Il y a donc, dans le sang ou *même dans le sérum* des animaux vaccinés, des agents qui tuent les microbes, et annihilent leurs toxines : ce sont les *antitoxines*.

On peut aussi employer les antitoxines à un point de vue *thérapeutique :* car, si on inocule d'abord les animaux avec la culture tétanique, et qu'on leur injecte ensuite du sérum d'animaux vaccinés, ils résistent.

On le voit, par ces expériences, nous nous rapprochons notablement des faits de la *sérothérapie*, de la création des *sérums immunisateurs*.

D'ailleurs, les antitoxines des sérums immunisés, ont une puissance formidable. Ainsi, 1/100ᵉ de milligramme de culture tétanique, débarrassée de ses éléments figurés, tue une souris en 4 ou 5 jours : 1/10ᵉ de milligramme, la tue en 2 jours : or le sérum munisés s'oppose à cette action si virulente.

S'il est vraisemblable d'admettre l'existence des antitoxines, leur action annihilante sur les poisons microbiens ou neutralisante, il faut reconnaître, cependant, qu'on ne les a jamais isolés chimiquement. Peu importe au point de vue qui nous occupe : c'est la *théorie des antitoxines*, c'est la puissance qu'il reconnait au sérum qui les contient, qui va préparer Behring, à la découverte des sérums immunisateurs.

Je vous dirai peu de choses de la théorie *phagocytaire*. — Vous avez pu entendre la remarquable conférence, donnée récemment, par Metchnikoff, à l'institut Pasteur de Lille. D'après ce savant, il existe dans l'organisme animal, des cellules fixes ou mobiles, mobiles surtout, qui ont la propriété de digérer les microbes. Dès que ceux-ci apparaissent sur un point de l'organisme, les macrophages, les microphages, c'est-à-dire les leucocytes unis ou polynucléés, accourent en grand nombre, et dévorent leurs ennemis.

Les antitoxines, d'après Bouchard, auraient la propriété d'exciter le système nerveux, en produisant la paralysie vaso-motrice, l'œdème collatéral; et, en favorisant, de ce fait, le phagocytose. Ils auraient ainsi la propriété de la chimiotaxie positive, à l'égard des phagocytes : c'est-à-dire qu'ils seraient des stimulus chimiques, propres à produire l'afflux des leucocytes.

Bien d'autres théories, entre autres celles de Roux et Metchnikoff, sur les *stimulines*; de Hawkins sur les *alexines*, ont été émises, pour expliquer l'action phagocytaire. Nous n'y insisterons pas.

Qu'il nous suffise d'avoir établi ces deux faits fondamentaux : *le sérum des animaux immunisés contient des substances capables de neutraliser les effets des toxines microbiennes*; et, *d'autre part, les éléments figurés, les microbes peuvent être détruits, dévorés et digérés par certaines cellules de l'organisme, les phagocytes de Metchnikoff*. — Dans les maladies infectieuses, ces deux causes pourront intervenir pour la guérison ou pour la préservation : par la *sérothérapie* on détruira les poisons microbiens, et on favorisera l'afflux des phagocytes, qui, à leur tour, débarrasseront l'organisme des éléments figurés, des microbes.

Malgré les résultats si importants, si précieux, des recherches des microbiologistes, on était resté encore dans le domaine de la spéculation, de l'expérimentation ; on n'avait pas encore appliqué pratiquement *chez l'homme*, à la guérison des maladies infectieuses, les *propriétés des sérums immunisateurs*.

Il nous reste à vous exposer, comment le dernier pas, si important pour la thérapeutique, pour la clinique, a été franchi ; c'est la deuxième phase de l'histoire des sérums immunisateurs ;

La phase des sérums (1). — Depuis longtemps, on avait employé le sang des animaux ou de l'homme lui-même pour guérir les maladies : on faisait la transfusion, par les procédés modernes, réellement perfectionnés, dans les anémies profondes, après les hémorrhagies, et même dans les intoxications.

En raison des difficultés pour se procurer du sang, sur le vivant ; ou des risques, pourtant bien diminués de la transfusion, on avait songé à remplacer le sang pur, par des liquides artificiels, par des solutions salines se rapprochant plus ou moins de la composition chimique du sérum du sang ; les éléments figurés faisaient défaut. Les résultats avaient été souvent satisfaisants ; ils le sont devenus plus encore dans ces derniers temps.

On n'avait guère songé à utiliser le sérum, vivant, réel, du

(1) Elle a succédée, comme nous avons pris soin de l'indiquer, *à cell des vaccins.*

sang : on eût pu aisément extraire celui-ci par la saignée, et après coagulation, l'obtenir à l'état d'isolement et de pureté.

La première idée de l'emploi du sérum du sang des animaux vivants appartient à Richet et à Héricourt. En 1888, ils cherchèrent à immuniser, contre la tuberculose, les lapins ou l'homme, en leur injectant le sérum du sang des chèvres, qu'on supposait réfractaires au bacille de Koch.

Il s'agissait donc déjà du sérum sanguin, employé dans un but immunisateur.

En 1889, Charrin chauffait le sang des lapins immunisés contre la maladie pyo-cyanique, et, s'en servait pour immuniser d'autres lapins.

Dès 1887, du reste, Bouchard avait établi que *le sérum suffisait* à remplacer le sang en nature des animaux immunisés, pour accroître la résistance des animaux auxquels on l'injectait.

Le fait de l'emploi des *sérums immunisateurs* était donc *déjà entrevu*, quand, en 1890, Behring, entraîné par sa théorie des anti-toxines, par ses expériences, qui lui montraient que le sérum du sang les contenait avec leur puissance entière, songea à employer *les sérums des animaux immunisés, dans un but thérapeutique, chez l'homme*. Les animaux, sur lesquels on expérimente ordinairement, dans les laboratoires, ne pouvant lui fournir que des quantités insuffisantes, pour l'homme, de sérum immunisateur. il eut recours aux grands animaux, au cheval en particulier. Il fit ses premiers essais contre la diphtérie et, il établit à Hœcht, une fabrique de sérum antidiphtérique : il obtint un certain nombre de succès contre la diphtérie humaine, ainsi que Ehrlich, Rossel, Wasserman, Aronsohn, etc.

Mais la conviction du monde scientifique, l'adhésion du corps médical entier *est due surtout aux belles recherches expérimentales et cliniques de Roux*, de Martin, de Chaillon, communiquées au congrès de Buda-Pesth (1895) ; elles furent ensuite répandues, dans le monde entier, par la presse politique et médicale. — La précision dans les méthodes de vaccination des animaux, la pureté et l'excellence des produits obtenus, donnèrent, *aux sérums de Roux*, une importance et une efficacité, qu'on ne rencontrait pas, au même degré, dans ceux de Behring et de ses collaborateurs.

Enfin les études cliniques longuement et consciencieusement poursuivies dans les hôpitaux de Paris, les nombreux et constants succès obtenus, entraînèrent la conviction de tous, médecins et malades. Roux et ses collaborateurs occupent la première place, après Pasteur, parmi les bienfaiteurs de l'humanité, surtout, si l'on considère que, la *sérothérapie antidiphtérique*, a abaissé la mortalité diphtérique *de près des deux tiers*.— Il serait injuste de leur opposer Behring : au point de vue expérimental, celui-ci a eu l'idée heureuse ; il en a poursuivi l'évolution par des recherches scientifiques remarquables ; il mérite peut-être la priorité, le titre d'inventeur. Mais la démonstration de la valeur thérapeutique et clinique du sérum antidiphtérique, est bien l'œuvre personnelle de Roux et de ses collaborateurs. C'est justice de le reconnaître.

A partir des découvertes de Behring et de Roux, la *sérothérapie* prend une place de plus en plus considérable, dans la thérapeutique et dans la science. On invente les sérums anti-streptococciques dont je vous parlerai plus spécialement ; les sérums anti-tétaniques, anti-cholériques, anti-venimeux, anti-pesteux, etc.

Pour beaucoup de ces sérums, on en est encore à la période des essais et des recherches cliniques ; comme importance et comme valeur thérapeutique, la première place reste encore au sérum antidiphtérique de Roux.

En terminant cette première conférence, laissez-moi conclure par les considérations suivantes.

Les *sérums immunisateurs sont des produits de l'orga-*

nisme animal : ils proviennent du sang d'animaux vaccinés, immunisés contre les maladies infectieuses. En les utilisant en thérapeutique, nous faisons, ainsi que le caractérisait bien, dans ses leçons, le professeur Landouzy, nous faisons, dis-je, de *l'hématothérapie.* Mais nous empruntons le sérum au sang d'animaux rendus préalablement malades, par l'injection de toxines ou de vaccins figurés. Il est vrai qu'ils sont guéris de leur maladie infectieuse : mais si, leur sérum a des propriétés spéciales, *nous ne savons pas en quoi il diffère du sérum normal.* — Les médicaments d'origine animale sont doués souvent d'une réelle puissance curatrice : mais ils sont les *plus délicats*, les *plus difficiles à manier* des agents thérapeutiques. A propos du *strepto-sérum* nous insisterons sur les indications et les effets généraux des sérums immunisateurs, et sur les accidents consécutifs à leur emploi en thérapeutique.

DEUXIÈME LEÇON

II. — Le streptocoque et les streptococcies.

Je ne puis aborder la question du remède le plus puissant des infections chirurgicales, sans vous faire connaître, par ses principaux caractères, l'agent qui les importe et les développe.

C'est une *bactérie* du groupe des *cocci*. Vous savez que les bactériologistes, versés dans la zoologie des infiniments petits, rangent les microbes dans la classe des algues microscopiques ; ce sont des parasites, qui vivent aux dépens des substances organiques, dont elles empruntent le carbone préalablement élaboré dans des conditions favorables à leur existence.

Le *streptocoque*, puisqu'il faut l'appeler par son nom, est un ennemi des plus audacieux pour les malades, en particulier pour les opérés, et des plus redoutables pour les chirurgiens.

Les premiers auteurs, qui signalèrent sa présence, furent Coze et Feltz, qui indiquèrent, dès 1864, des organismes en chaînettes dans les liquides pathologiques; Nepveu et Hueter qui le décrivirent sous le nom de *monas crepusculum*, ou de *bacterium punctum*. — En 1881-83, Fehleisen l'accuse d'être l'agent le plus constant de l'érisypèle; à la même époque, Doléris le rencontra dans le pus de la fièvre puerpérale; en 1884, Rosenbach le trouve dans le pus des phlegmons; et Cornil et Babès, dans leur Traité de bactériologie, en établissent la présence dans un grand nombre de maladies infectieuses.

Aujourd'hui, nous connaissons bien ses caractères morphologiques, les milieux de culture qui lui conviennent, les toxines qu'il est susceptible de produire, ses habitats naturels et accidentels, et enfin, les principaux groupes d'infections pathologiques, dont il est l'agent, tantôt unique, tantôt associé à d'autres microbes.

Les *streptocoques* se présentant sous forme de corpuscules sphériques, de *coques,* dont les dimensions uniformes sont très petites, 1/10e de micromillimètre; les plus gros atteignent 1 micromillimètre. Ils sont tantôt isolés et accolés deux à deux, mais avec une ligne de séparation peu marquée, visible seulement aux plus forts grossissements; tantôt ils se disposent en *chaînettes* plus ou moins flexueuses et entortillées; d'où, leur nom emprunté au grec, et dont le radical veut dire *entortillé.* Les chaînettes sont composées d'un petit nombre de coques tantôt courtes, tantôt plus longues; les coques sont plus ou moins grosses; on a voulu distinguer des espèces d'après ces dispositions, et dire qu'il y avait un *streptococcus brevis* et un *streptococcus longus.* Nous verrons qu'il s'agit de transformations, de races ou de variétés, et non d'espèces différentes.

Les streptocoques prennent une coloration intense par les couleurs d'aniline, en particulier, par le Gram,

Après un ensemencement par piqûres sur des plaques ou des tubes de gélatine, ils se présentent, après deux ou trois jours, sous forme de stries très fines, à peine visibles, qui s'étendent très lentement pendant deux ou trois semaines, et dont la croissance finit bientôt par s'arrêter.

On les cultive mieux dans le bouillon de bœuf salé, et surtout dans le sérum sanguin, qui constitue leur meilleur milieu de culture; on s'explique ainsi la rapidité de leur développement dans le sang, dans les humeurs de l'organisme animal. Dans le bouillon peptonisé, ils forment de très petits flocons, qui flottent d'abord dans le liquide et le troublent légèrement, qui, parfois, adhèrent un peu aux parois, mais qui, généralement, se sédimentent après une huitaine de jours.

Le streptocoque pousse lentement, en général, à la température de la chambre, (34 à 35° environ). Les colonies ne vivent pas au-delà de quatre à cinq mois. C'est un aérobie facultatif, vivant même souvent à l'abri de l'oxygène; c'est ce qui vous explique pourquoi les vieux clapiers purulents, les trajets fistuleux, lorsqu'on les sonde sans précautions, donnent lieu très aisément à des érysipèles et à des suppurations diffuses, à des poussées de septicémie; ils contiennent, ordinairement, des streptocoques dont la virulence s'est exaltée à l'abri de l'air.

Dans ses milieux de culture, il fabrique un acide : c'est ce qui explique comment il coagule le lait et comment son évolution s'arrête après quelque temps. Il sécrète une toxine albumosique ou toxalbumine, douée de *chimiotaxie positive* à l'égard des phagocytes. Aussi, dans toute infection, par les streptocoques, y a-t-il afflux des globules blancs : érysipèle, lymphangite, phlegmons, etc.

Manfredi et Travers ont établi, en 1898, que ses toxines pures, injectées après filtration, chez les animaux, sont convulsivantes : d'où le délire, l'agitation, les spasmes musculaires, les troubles de la circulation et de la respiration, qu'on observe dans certaines septicémies.

La virulence des streptocoques s'éteint peu à peu à l'air, mais s'exalte dans le vide.

Elle s'exalte aussi selon le milieu de culture : c'est ainsi qu'elle se perd assez vite dans le bouillon de poulet, augmente dans le bouillon de bœuf salé, et, *atteint sa plus grande intensité dans le sérum liquide.*

On exalte encore la virulence des streptocoques par des passages successifs d'un animal à un autre. — Nous verrons comment Marmoreck a utilisé cette propriété, pour préparer un sérum plus immunisateur.

Enfin, les inoculations de cultures associées du streptocoque et d'un autre microbe tel que le bacille de Lœffler, le coli-bacille, agissent aussi pour augmenter sa virulence. — Ces associations microbiennes expliquent les *caractères hypertoxiques de certaines infections diphtéritiques ou puerpérales*.

Mais d'où vient donc cet ennemi de l'organisme, cet agent infectieux? Où court-on le risque de le rencontrer? Il faut savoir où il est pour l'éviter, dans les opérations, ou en cas de prédisposition morbide.

L'habitat naturel le plus commun des streptocoques est l'air atmosphérique. Il suffit de faire, pendant quelque temps, barbotter de l'air dans du bouillon de touraille, milieu de culture qui lui est favorable, pour recueillir en abondance ces agents virulents. Injectez quelques gouttes de ce bouillon dans l'oreille d'un lapin, et, vous verrez naître une poussée érysipélateuse.

Il habite encore le sol et l'eau. On le trouve aussi sur l'écorce de certaines légumineuses; et, on a pu voir une légère épidémie d'érysipèle produite par des manipulations de cosses de fèves contaminées.

Il séjourne dans l'organisme lui-même : il vit, à l'état de *saprophyte*, non virulent, dans la salive, dans les cryptes amygdaliennes, dans les fosses nasales ou le pharynx, dans les intestins; sans doute, il y est d'abord inoffensif, mais que par une cause ou une autre, sa virulence soit exaltée, et, le sujet qui le porte, pourra être victime d'accidents infectieux souvent fort graves. Il en est ainsi, quand les microbes de la diphtérie ou de l'influenza, plus virulents, prennent contact avec lui, et réveillent ses propriétés nocives. C'est sa présence qui donne souvent tant de gravité à certaines épidémies de diphtérie ou d'influenza.

Rôle pathologique. — Les streptococcies. — On donne le nom de streptococcies aux maladies infectieuses, dans lesquelles les streptocoques jouent le principal rôle, et, sont souvent à l'état de pureté.

Au point de vue bactériologique elles forment un groupe, qui paraît assez bien caractérisé.

Au point de vue pathologique, il y a des affinités et des différences.

La streptococcie la plus anciennement connue, et j'ajouterai la plus nette au point de vue expérimental, est l'érysipèle (peau et muqueuses). Cette dermatite est produite, d'une manière constante, par le *streptococcus érisypelatis* découvert par Fehleisen, en 1881.

Cet auteur a recueilli et cultivé, décrit et figuré, cet agent microbien ; à l'aide des cultures il a reproduit l'érysipèle chez les animaux et même chez l'homme. Sur les préparations histologiques, on le retrouve dans les phlyctènes, dans le derme, dans les papilles, autour des vaisseaux, dans les globules blancs (phagocytes), etc.

En 1880-82, Doléris signale aussi des cocci en chaînettes dans le pus de la fièvre puerpérale.

Enfin, en 1884, Rosenbach décrit un streptocoque dans le pus de certains abcès et des phlegmons.

Au début, il y eût une *triade pathologique* bien connue, des streptocoques : *S. erisypelatis*, *S. pyogenes*, *S. puerperalis*.

La doctrine microbiologique alors admettait ce principe : *qu'à chaque maladie infectieuse correspondait un processus microbien particulier.*

On chercha, dès le début, à différencier ces divers streptocoques par des caractères morphologiques, par la disposition et le volume des coques, par l'aspect des cultures. Ligelsheim distingue un *streptococcus longus* et un *streptococcus brevis*. Le premier était très virulent. Klein, en 1888, admit jusqu'à 9 variétés de streptocoques, qu'il désigna par les lettres de l'alphabet. Nous verrons plus loin la valeur de ces divisions.

Le streptocoque a ensuite été décrit et découvert dans les arthrites purulentes, dans certaines ostéomyélites ; on l'a vu dans les phlébites, les lymphangites. C'est l'agent le plus commum des pyohémies, des septicémies, des infections chirurgicales de diverses provenances.

Plus tard, on l'a découvert dans le sang et l'urine des scarlatineux. Puis, comme les affections pharyngées précèdent souvent la scarlatine, on l'a trouvé dans la gorge, dans les cryptes amygdaliennes, où il réside ordinairement à l'état de saprophyte inoffensif. Sa virulence peut cependant y être exaltée par l'association avec un autre microbe, avec le bacille de Lœffler en particulier; il augmente considérablement la gravité des diphtéries.

Du pharynx, il descend dans les bronches, et il donne lieu à des broncho-pneumonies à évolution toute spéciale, et plus tard à des pleurésies, à des méningites secondaires, où on le retrouve associé au pus ou aux diverses suffusions.

Le streptocoque est donc un agent bactérien, dont le royaume pathologique est très étendu. « Votre streptocoque, disait Peter, dans sa discussion contre Pasteur, est un microbe bon à tout faire. » — L'impétueux critique ne se savait pas si près de la vérité.

Ajoutons que le *strepto-serum* a été, comme nous le dirons, employé contre toutes ces maladies infectieuses, d'ordre médical ou chirurgical.

A la vérité, quand on voit un agent microbien, être l'unique auteur de maladies si nombreuses et si diverses, produire tantôt l'érysipèle et tantôt la scarlatine, engendrer des inflammations angineuses et des suppurations, on éprouve quelque étonnement — et, on se demande, avec quelque perplexité, s'il n'y a pas erreur, ou tout au moins, s'il ne serait pas possible de découvrir quelques caractères particuliers, qui expliquent ces variétés d'allures.

Pour élucider ce point obscur, les recherches n'ont pas fait défaut : le *polymorphisme* et l'*unicité* des streptocoques ont été, tour à tour, soutenus par les bactériologistes. Aujourd'hui, encore, l'accord n'est pas unanime.

Nous avons déjà vu que Klein et Ligelsheim avaient décrit plusieurs variétés de streptocoques. Le *streptococcus longus* à chaînettes longues, nombreuses, entortillées, à coques volumineuses serait le plus virulent.

Les différenciations s'appuyaient alors sur la morphologie.

On a ensuite essayé de trouver des caractères distinctifs dans l'évolution des cultures : d'après Behring, dans les cultures de streptocoque du phlegmon et des sécrétions puerpérales, on verrait des flocons muqueux, très délicats et très mobiles dans le bouillon de culture ; le streptocoque des pyohémies et de la scarlatine produirait des grumeaux plus volumineux ; et, celui de la pneumonie du cheval aurait des colonies, formant de gros amas adhérents aux parois du tube.

D'après d'autres auteurs, le streptocoque de la scarlatine se distinguerait en ce qu'il décompose le salol ; le streptocoque saprophyte de la bouche, en ce qu'il pousse franchement sur la pomme de terre. D'après Mme Sieber Chamowa, le S. de l'érysipèle, le S. pyogène et le S. de la scarlatine, donnent des produits différents dans la décomposition des hydrates de carbone et des albuminoïdes.

En 1891-92, M. Barbier (*Arch. de Med., Exp.*), décrit un diplostreptocoque, dont les cultures surélevées, d'aspect trouble, ressemblant à des gouttes d'empois d'amidon ; et un streptocoque pyoseptique, ultra-virulent, qu'il isole des angines diphtéritiques hypertoxiques, et qui cultive en longues chaînettes dans le bouillon restant limpide.

Kurth trouve des caractères spéciaux au S. de la scarlatine, qu'il appelle S. *conglomeratus*, parce que ses longues chaînettes ont de la tendance à s'agglomérer sous forme d'amas analogues à ceux des staphylocoques. — D'Espine et Marignac retirent du sang d'un scarlatineux un S. qui ne tue pas la souris, n'a qu'une action insignifiante sur l'oreille du lapin, et qui, long, très flexueux, coagule le lait en masse dans les deux ou trois premiers jours d'incubation à l'étuve : ils n'obtiennent rien de semblable avec les autres streptocoques.

— Herold, C. Ernst de Boston, trouvent dans la septicémie puerpérale, un S. qu'ils appellent *aureus liquefaciens*, parce qu'il liquéfie la gélatine, et donne, sur les milieux de culture, un pigment jaune d'or ou orange.

Mais, il faut le reconnaitre, tous ces caractères tirés de la morphologie, de la coloration par le Gram ou autre, de l'aspect dés cultures, ont peu de stabilité, peu de valeur : on peut faire varier les allures de tous les streptocoques, en modifiant leurs milieux de culture, en y ajoutant, par exemple, 2 °/₀ de sucre.

En 1883, Denucé disait que le streptocoque de l'érysipèle et celui du phlegmon n'étaient pas identiques, parceque l'érysipèle pur ne provoque jamais de suppuration ; ceci ne peut être soutenu qu'au point de vue expérimental. Cornil et Babès n'admirent point cette opinion. En 1884, elle fut complètement battue en brèche par la thèse de Widal qui, à son tour, invoqua pour admettre l'identité de l'érysipèle et de l'infection puerpérale, des arguments cliniques : la coïncidence des épidémies de l'une et l'autre affection, les faits de contagion avérés, et enfin, la coexistence chez la même femme de la fièvre puerpérale et de l'érysipèle, celui-ci sortant de la vulve pour envahir les régions voisines.

Cerné a vu une broncho-pneumonie à streptocoques survenir chez une femme donnant des soins à une érysipélateuse. — Bouchard a démontré, que le streptocoque des infections secondaires de la grippe était le même que celui de l'érysipèle, de l'infection puerpérale, etc.

D'ailleurs, les preuves expérimentales de l'*homologie* des streptocoques sont nombreuses : déjà trois auteurs allemands, Frankel, Hartmann, Winkel, avaient toujours provoqué un érysipèle chez le lapin, par l'injection de sérum recueilli chez des femmes atteintes de fièvre puerpérale. Widal, par de nombreuses expériences, montra qu'on pouvait à volonté obtenir de l'érysipèle, de la suppuration, ou de la septicémie, avec un streptocoque quelque fut sa provenance.

Enfin, en 1894 et en 1896, Widal et Bezançon étudient deux séries de S. (l'une de 122 l'autre de 144 échantillons), provenant, soit de bouches normales, soit de bouches pathologiques (érysipélateux, scarlatineux, rubéoliques, typhiques, diphtéritiques), soit du sang, soit d'exsudats pathologiques, d'infections puerpérales, de suppurations diverses; et, ils aboutissent à cette conclusion : que les caractères morphologiques et biologiques de ces streptocoques, si variés d'origine, sont insuffisants, pour établir une différenciation: ils sont instables et trompeurs.

Le mode d'ensemencement, la quantité de microbes ensemencés, les milieux différents, expliquent les variations obtenues.

On a aussi essayé d'établir une échelle, une gamme de virulence des streptocoques, et, on a adopté l'ordre suivant : abcès, érysipèle, infection puerpérale, septicémie grave. — Or, la virulence d'un même streptocoque peut aisément être exaltée, par le milieu de culture, par les passages répétés ou inoculations successives chez les animaux.,. Widal a montré que les résultats étaient comparables, quelque fut la provenance des streptocoques. Les streptocoques saprophytes, provenant de bouches normales, sont eux-mêmes susceptibles d'acquérir une virulence suffisante, pour produire, chez le lapin, l'érysipèle et la septicémie, après un passage dans le corps des animaux avec association d'un coli-bacille virulent. Les streptocoques recueillis dans le sang d'un varioleux sont très actifs, tandis que ceux qu'on retire de sa bouche sont inoffensifs.

De ces recherches multipliées des expérimentateurs, on peut tirer les conclusions suivantes.

Il ne paraît pas y avoir de caractères différentiels certains entre les streptocoques de l'érysipèle, de la suppuration, de la fièvre puerpérale, et ceux de la bouche normale. Rien ne permet d'en faire, en bactériologie, des espèces distinctes ;

mais on peut les considérer comme des *races transformables* d'une seule et même espèce, selon l'expression de Widal. Pour le streptocoque, comme pour le staphylocoque, le pneumocoque, le coli-bacille, il s'agit d'une même espèce microbienne, qui, saprophyte dans nos téguments et dans nos cavités naturelles, est susceptible de devenir virulente, et d'être l'agent d'infections locales ou générales, primitives ou secondaires.

Dans la prochaine leçon, nous verrons, cependant, que la découverte du *strepto-sérum*, et la variabilité de ses résultats, remettra en question l'homologie des streptocoques.

TROISIÈME LEÇON

III. — Le strepto-sérum au point de vue expérimental. Origine et production.

D'après ce que je vous ai exposé, dans ma première conférence, sur les *sérums immunisateurs*, le *sérum antistreptococcique,* pour avoir les qualités requises, devra être bactéricide et antitoxique ; il devra non-seulement conférer l'immunité aux animaux et à l'homme, mais encore être thérapeutique, c'est-à-dire arrêter l'évolution de la maladie chez les infectés, les guérir.

Nous allons d'abord aborder le côté expérimental : c'est seulement dans une autre partie, que nous nous occuperons des résultats obtenus chez l'homme, dans la pratique médicale.

Les premiers essais de vaccination antistreptococcique chez les animaux, les premières tentatives pour l'application à l'homme, les divers procédés actuels pour la fabrication des strepto-sérums et l'explication physiologique de leur action immunisatrice, tels sont les points principaux sur lesquels nous insisterons : puis, nous vous indiquerons que certaines variétés de streptocoques et de streptococcies sont *réfractaires* aux strepto-sérums les plus employés ; ces exceptions importantes nous conduiront, naturellement, à soulever de nouveau, en terminant, la question de la pluralité ou de l'homogolie des streptocoques, et de l'utilité des *sérums polyvalents.*

A) — Les remarquables résultats, obtenus par les vaccinations pasteuriennes des animaux, contre le virus charbonneux, et les beaux succès de Roux contre la diphtérie, devaient susciter des émules, des imitateurs. On s'empressa de chercher divers vaccins contre les maladies, en particulier contre les infections. Leur agent le plus vulgaire était connu, c'était le *streptocoque :* les bactériologistes, dès que la question des sérums fut ouverte, s'efforcèrent de trouver un sérum antistreptococcique.

Une telle découverte méritait des recherches patientes, si pénibles fussent-elles ; car les maladies infectieuses sont nombreuses, et déciment les populations humaines. Malgré les progrès de l'antisepsie et de l'asepsie, il meurt encore, à Paris, 300 femmes environ par an, qui succombent à la fièvre puerpérale, d'après Landouzy ; soit, 3.000 en dix ans : l'érysipèle, les infections chirurgicales, les angines, les broncho-pneumonies à streptocoques, la scarlatine, etc., comptent de nombreuses victimes.

Chauveau, Arloing, Truchot, Franckel furent les premiers expérimentateurs, qui firent des essais de vaccination antistreptococcique chez les animaux ; ils en obtinrent peu de résultats satisfaisants.

Pour réussir, il fallut que le principe suivant fut posé : pour obtenir un sérum réellement efficace, il faut, chez les animaux en expérience, *renforcer l'immunité, par l'injection de cultures, dont la virulence a été exaltée.*

En 1890, *Roger* rendait les lapins réfractaires à l'érysipèle, en leur injectant sous la peau des oreilles, des cultures virulentes et vivantes, à petites doses successives.

Ligelsheim essaya de vacciner avec de vieilles cultures chauffées et atténuées par la trichlorure d'iode (1891).

On fit aussi des tentatives avec des cultures stérilisées ou atténuées par la chaleur ou par la filtration.

En 1898, Mironoff eût quelques bons résultats, en se servant successivement, chez le même animal, de cultures atténuées et de cultures virulentes, à doses progressivement croissantes. Il accoutumait ainsi les animaux à supporter des doses considérables de cultures virulentes.

Jusqu'alors, il s'agissait de vaccinations, d'immunisation des animaux, bien plutôt que de sérothérapie.

B) — La première tentative chez l'homme fût l'œuvre d'un médecin russe. En 1894, *Grammakowsky* immunisa des lapins en leur faisant des injections intra-péritonéales de vieilles cultures de streptocoques, d'abord bouillies, puis non bouillies, et ensuite de cultures virulentes à doses croissantes; il établit que le *sérum* d'animaux ainsi vaccinés pouvait immuniser d'autres animaux ; il fallait leur en injecter à peu près 3 centimètres cubes par kilogramme d'animal.— Chez *deux malades atteints d'érysipèle*, il injecta, à deux reprises, 8 centimètres cubes du sérum des lapins immunisés.

Chez l'un d'eux, il constata un arrêt brusque du processus pathologique. Chez le second, il n'obtint aucun résultat; il attribua son insuccès à une immunisation insuffisante du sérum qu'il avait employé.

Le pas décisif, dans la sérothérapie des infections streptococciques, fut accompli par Marmorek.

Les recherches de Roger et Charrin, contemporaines des siennes, par une voie un peu différente, produisirent aussi les résultats les plus importants au point de vue clinique.

En vertu du principe indiqué plus haut, Marmoreck s'efforça d'*exalter au plus haut degré la virulence d'un streptocoque*, qu'il recueillit dans le pharynx d'un angineux. Le 23 février 1895, il annonçait à la Société de Biologie qu'il avait, en faisant passer ce streptocoque, un grand nombre de fois par l'organisme du lapin, obtenir une culture qui, injectée sous la peau, tue le lapin à la dose de un cent-milliardième de centimètre-cube (0,000,000,000,01). La virulence de ce microbe *était donc devenue excessive*, et sa toxine avait une énergie exceptionnelle.

Il immunisa des animaux avec ces cultures ou à l'aide des toxines pures, et il reconnut que leur sérum était préventif et curatif. Un lapin, auquel on en injectait quelques centimètres cubes, pouvait résister aux inoculations les plus virulentes. Un sérum immunisateur *d'une réelle puissance était donc trouvé, expérimentalement.*

De leur côté, *Charrin* et *Roger*, par une autre méthode, (stérilisation des cultures par filtration et par la chaleur), avaient aussi obtenu un sérum immunisateur, chez les animaux. Ils tentèrent, aussitôt, d'en faire l'application à l'homme : mais, pour cela, il leur fallait un animal immunisé, capable de fournir de grandes quantités de sang.

Ils choisirent un mulet. Ayant préparé des cultures de streptocoques de l'érysipèle ; après dix jours, ils concentrèrent les liquides au bain-marie et les réduisirent au 1/10 de leur volume primitif ; puis ils les portèrent dans l'autoclave à 115°, sans filtration : de cette façon, ils conservèrent les cadavres des microbes et leur toxine. Le mulet reçut dans une veine, à quinze jours d'intervalle les unes des autres, huit injections de 30 cent. cubes chacune ; soit, en totalité, 240 cent. cubes de culture stérilisée. L'animal n'eût aucun trouble notable, Son sérum, recueilli quinze jours après la dernière inoculation, se montra efficacement préventif et curateur au point de vue expérimental.

Charrin et Roger firent alors leurs premiers essais *dans la médecine humaine*. Chez une malade de la maternité, âgée de 28 ans, atteinte d'infection puerpérale bien manifeste, sans localisation péritonéale, ils firent une première injection de 8 cent. cubes du sérum de mulet immunisé. Il y eut amélioration momentanée ; la température, qui était à 40°5, tomba à 39°3 ; mais le soir, elle s'éleva de nouveau. On fit une seconde injection de sérum de 25 cent. cubes de sérum. Dès lors l'amélioration fut rapide, et bientôt la malade guérit. — Une seconde malade, atteinte de septicémie puerpérale, fût également sauvée par deux injections de 0,20 cent. cubes du même sérum. — Enfin, à peu près à la même époque (février-mars 1895), ils obtinrent encore la guérison d'un nouveau-né, débile, atteint d'érysipèle de la face; et, d'une femme qui, vingt jours après l'accouchement, eût une angine pseudomembraneuse grave, d'origine streptococcique.

C'étaient là des résultats cliniques bien remarquables, et l'on peut dire avec vérité, les premiers qui eussent une valeur indiscutable. *Au point de vue pratique*, la voie de la sérothérapie antistreptococcique était manifestement ouverte par ces deux cliniciens expérimentateurs.

Mais le sérum de Charrin et Roger serait-il toujours également efficace ? Produirait-il des résultats constants ? C'est ce que l'avenir pouvait apprendre.

Il était préparé avec des cultures atténuées, stérilisées à l'autoclave : théoriquement, il ne pouvait avoir la puissance de celui que préparait Marmoreck, avec des cultures, dont la virulence avait été exaltée d'une façon extraordinaire.

C) — Revenons donc maintenant au *sérum de Marmoreck.*

Nous avons relaté ses premiers essais expérimentaux, leurs résultats si précis, si étonnants : chez l'animal, les effets des inoculations par des cultures *d'une virulence excessive*, étaient prévenus ou arrêtés dans leur évolution, d'une façon constante.

Voyons succinctement les premières tentatives *chez l'homme.*

Ce qui distingue essentiellement le sérum de Marmoreck, vous l'avez bien compris, c'est qu'au lieu d'être préparé par des inoculations avec des cultures atténuées par la chaleur ou par filtration, il est obtenu *par des cultures dont la virulence a été exaltée au maximum*, et se rapproche de celle des cultures si remarquablement actives du bacille tétanique, dont une fraction presqu'infinitésimale de goutte suffit à tuer un animal. Théoriquement, il semble que, dans ces conditions, les antitoxines contenus dans le sérum immunisateur, doivent avoir une puissance considérable.

En deux mots, voici la technique de la fabrication du sérum de Marmoreck.

Il prépare d'abord un milieu de culture composé en certaines proportions de sérum sanguin et de bouillon peptonisé, et il y ensemence son streptocoque (recueilli dans le pharynx). Il le laisse s'y développer en toute liberté pendant quelques jours. Puis, avec le liquide de culture ainsi obtenu, liquide contenant éléments figurés et toxines, il inocule un premier lapin, chez lequel l'agent microbien se développe avec intensité. Il recueille son sang, et par des passages successifs, à travers l'organisme d'autres lapins, et en augmentant progressivement les doses, il obtient, chez le dernier animal inoculé, un sérum sanguin *dont la virulence est excessive* : un cent milliardième de goutte tue rapidement un lapin. C'est là la *première phase de préparation* ; elle a eu seulement pour but d'exalter la virulence des microbes en expérience et de leurs toxines.

Dans la *deuxième phase*, l'expérimentateur se propose d'obtenir, en grandes quantités, pour l'application chez l'homme, un sérum immunisateur. Il laisse de côté les petits animaux de laboratoire, et utilise un grand quadrupède, tel que le cheval. Dans sa première expérience, il employa une jeune ponette, du poids de 240 kilogrammes, qu'il vaccina de la façon suivante. Le premier jour, il lui injecta seulement un millionième de centimètre cube de sa culture la plus virulente; puis, quelques jours après, il lui en inocule un centimètre cube, et il continue ainsi jusqu'à lui injecter successisivement, à 10 ou 15 jours d'intervalle, 10, 20, 30 centimètres cubes de culture très virulente ; il ne s'arrête que lorsque l'animal a reçu et toléré un total de 190 à 200 centimètres cubes de culture très virulente. Sous l'influence de ces diverses injections, l'animal a des frissons, de la fièvre, un état général grave; on le laisse, chaque fois, arriver à guérison complète, avant de recommencer. Cette préparation de l'animal demande en moyenne six mois. On recueille alors son sérum; et on procède à un contrôle expérimental chez les petits animaux. On acquiert la preuve que le sérum, ainsi obtenu, est préventif et curatif, contre les infections streptococciques expérimentales.

Dès lors, il est prêt à être utilisé *pour la sérothérapie chez l'homme*. On le recueille dans des petits flacons de 10 ou 20 centimètres cubes, où on le conserve à l'abri de toute altération. C'est sous cette forme, qu'il nous est fourni obligeamment, par l'Institut Pasteur de Lille. Marmoreck seul a la responsabilité de la fabrication de son sérum : il offre donc toute garantie.

Les premiers essais de Marmoreck dans la thérapeutique humaine, portèrent sur des malades atteints d'érysipèle. A la séance du 30 mars 1895 de la Société de Biologie, il annonçait les résultats qu'il avait obtenus, dans le service du Dr Chantemesse, avec son sérum, sur 86 érisypélateux. Il affirmait que son sérum avait été réellement efficace, et constituait un traitement spécifique de cette maladie : nous verrons plus loin, à propos des faits pathologiques, quels furent les résultats, en détail. Dans cette première série, il employa un sérum d'un pouvoir immunisateur de 1/7000e. Dans une seconde, il ne réussit pas aussi bien, son sérum n'avait qu'une puissance égale à 1/500e. On désigne, sous le nom de *pouvoir immunisateur* d'un sérum, la quantité de liquide, qu'il est nécessaire d'inoculer, pour immuniser un poids déterminé de l'animal.

D) — Le sérum de Marmoreck n'a pas été le seul employé, contre les streptococcies expérimentales ou cliniques. Nous connaissons, celui de Roger et Charrin, déjà cité, obtenu après stérilisation des cultures à l'étuve.

En décembre 1895, *Denys et Leclef*, de Louvain, firent un strepto-sérum de la façon suivante : ils injectèrent chez deux chevaux, à doses progressives, les toxines d'un streptocoque très virulent, et, à deux autres chevaux, les cultures pures de ce même microbe : ils obtinrent ainsi un sérum qui, à la dose d'un demi à un centimètre cube, prévenait l'apparition de l'érysipèle dans l'oreille des lapins; ils eurent aussi quelques résultats favorables dans des cas d'infection chez l'homme.

Une dame russe, *Mme Lieber-Chamowa* prépara un strepto-sérum, chez les boucs et chez les chèvres, par des procédés analogues à ceux de Marmoreck; mais elle lui attribue un pouvoir préventif bien plus considérable, et ces animaux sont plus résistants aux inoculations de cultures vivantes. Ce sérum est d'ailleurs d'une innocuité parfaite : elle s'en est injecté, à elle-même, dix centimètres cubes sans aucun accident.

MM. *Bonome* et *Viola*, en attaquant des cultures très virulentes de streptocoques, par des courants à haute tension, selon la méthode de d'Arsonval, les transforment directement en sérums immunisateurs, sans passer par l'organisme animal. Les courants agiraient directement sur les toxines, en les transformant en antitoxines. Ces sérums, engendrés par l'action électrique, immuniseraient les lapins contre l'infection streptococcique, mais non sans leur donner quelques accès de fièvre, et sans les conduire à un état de marasme plus ou moins prononcé. Ils détermineraient, chez l'animal immunisé, la dégénérescence des streptocoques.

Parascandolo, bactériologiste italien, a fabriqué un strepto-sérum, dans un milieu de culture un peu différent de celui de Marmoreck. Il se sert de microbes très virulents et de toxines hypertoxiques, qu'il sème dans un bouillon peptonisé ; puis quand elles se sont développées, il les neutralise par l'adjonction de 5 0/0 de phénol; et, il les inocule aux animaux, à doses progressivement croissantes, pour les immuniser.

Il obtiendrait ainsi un sérum préventif et curatif très efficace. Ce qui donne un intérêt particulier à ses essais expérimentaux, c'est qu'il les a fait directement sur l'utérus des lapines et des chiennes.

Si, chez ces animaux. il injecte des cultures virulentes dans l'utérus, la muqueuse étant indemne, il n'y a pas d'infection produite ; si au contraire celle-ci a été lésée à dessein, des symptômes d'infection se produisent, en tous points comparables à ceux qu'on observe chez les femmes atteintes d'infection puerpérale. — Dans ces sortes d'*infections puerpérales expérimentales*, le sérum de l'auteur est préventif et curatif ; mais il est sans action, si le processus infectieux est tellement avancé, que l'organisme a perdu toute énergie de réaction. Ce sont là des expériences, qu'il était utile de signaler, pour les cliniciens.

Nous aurons terminé la question des divers strepto-sérums inventés par les expérimentateurs, quand nous aurons parlé des *sérums polyvalents* de Denys, de Louvain. Nous y viendrons plus tard, avec un meilleur à-propos.

E) — Il nous faut maintenant nous poser la question suivante :

Comment agissent les strepto-sérums pour produire l'immunité? Quel est le mécanisme physiologique de leur action contre les infections?

Sur ce point, deux grandes théories sont en présence. Certains bactériologistes prétendent que les sérums immunisateurs sont *bactéricides*, qu'ils détruisent les microbes dans l'organisme des malades infectés ; d'autres attribuent l'immunisation obtenue par les sérums, à leur action favorable sur la phagocytose. Ils ont une action de *chimiotaxie positive* sur les leucocytes et stimulent leurs effets.

Roger et Charrin, dans leurs premières expériences, montrèrent que les streptocoques se développaient également bien dans des milieux de cultures favorables et dans le sérum du sang des animaux immunisés ; ces microbes n'étaient donc pas tués par les sérums immunisateurs. Il n'y avait pas d'action bactéricide à proprement parler. Mais on constatait bientôt que ces microbes, au contact des sérums immunisateurs, perdaient leur virulence. Ils étaient *atténués*. Ils devenaient aussi une proie facile pour les *phagocytes*. Ainsi les deux grandes théories de l'immunité, le pouvoir bactéricide et la phagocytose, se complétaient l'une par l'autre, pour expliquer les effets de la vaccination antistreptococcique.

On a objecté, à Roger et à Charrin, que le sérum immunisateur pur, avait simplement une action thérapeutique, que c'était purement et simplement un antidote ou contre-poison.

Ils ont répondu par les expériences suivantes: un lapin est inoculé avec une culture de streptococque, et meurt en trois jours ; un second lapin est inoculé avec la même culture, et reçoit peu après 1 cent. cube de sérum provenant d'un animal vacciné, il meurt au cinquième jour ; enfin, un troisième lapin, auquel on inocula, en même temps, parties égales de cultures pures et de sérum immunisateur, après qu'on les eût mélangées, survit ou meurt tardivement. La seconde expérience montre que le sérum n'agit pas par l'intermédiaire de l'organisme, qu'il n'a pas, à proprement parler, une action thérapeutique; la troisième établit qu'il agit sur le microbe lui-même, qu'il le neutralise ou au moins qu'il l'atténue.

D'ailleurs, le sang des animaux immunisés, inoculé par transfusion, a le même pouvoir immunisateur que leur sérum.

Denys, de Louvain, admet que ce n'est pas seulement en atténuant la virulence des microbes, que ces sérums immunisateurs agissent, mais en stimulant directement les leucocytes et en favorisant le phagocytose.

Van de Velde qui a fait des recherches sur le *staphylococque*, dit qu'on trouve, dans ses produits de secrétion, une substance toxique pour les globules blancs, qu'il appelle *leucocidine;* c'est une toxalbumine qui est détruite par une température de 60°. Il suffit de chauffer pour la faire disparaître.

Chez les animaux vaccinés contre le staphylococque, il se

produit une *antileucocidine*, qui neutralise la toxalbumine, et rend aux globules blancs leur vitalité. Toutefois, il ne saurait en être de même pour le streptocoque : car, les produits chauffés ou non chauffés, contiennent également la substance vaccinante. Ce fait démontre que le processus de chaque immunisation est variable.

Neufeld n'a pu retrouver dans le sang d'une femme, atteinte de streptococcie septicémique depuis trois semaines, de substance vaccinante : car, un lapin inoculé avec son sérum, n'a pu être préservé contre une infection streptococcique. Nous ignorons donc le mécanisme intime de la guérison spontanée des septicémies, et nous ne pouvons admettre qu'il y ait spontanément production dans le sang d'une antitoxine durable.

Un fait, bien intéressant, a été mis en lumière par Denys et Menés (1897) ; c'est la *spécificité des sérums*. Si on pratique, sur un lapin, une double inoculation de cultures streptococciques et pneumoniques très virulentes, il succombe à l'infection double ; si on lui injecte du sérum antipneumoniqe, il est tué par les streptocoques ; si, inversement, on lui inocule du sérum de Marmoreck, il succombe aux pneumocoques ; mais s'il reçoit des deux sérums, il échappe aux deux infections.

Les savants belges ont en outre constaté, que chaque sérum, ne provoque la phagocytose que vis-à-vis du microbe correspondant.

L'action des sérums est donc strictement *spécifique*, soit en regard de la phagocytose seule, soit pour la cure des infections.

Concluons donc, de l'état actuel des recherches bactériologiques, en ce qui concerne le mécanisme physiologique de l'action des sérums immunisateurs : 1° qu'ils semblent agir, soit en provoquant la phagocytose, soit en exerçant une action bactéricide ; mais ce second point est moins bien établi ; 2° que nous ignorons la nature chimique et biologique des substances vaccinantes qu'ils peuvent contenir, et que celles-ci sont, en tous cas, très peu stables, très peu durables dans l'organisme; 3° que l'action de chacun des sérums est absolument spécifique et propre à chacune des espèces microbiennes; 4° que le strepto-sérum a des propriétés physiologiques bien spéciales, mais qu'on ignore encore le mécanisme intime des immunisations qu'il produit.

F) — Cette dernière constatation, permet de comprendre, peut-être, notre ignorance présente sur la cause des insuccès nombreux qu'on observe en clinique. Mais il en est deux autres raisons plus évidentes encore. Les voici : 1° D'après les expérimentateurs, le strepto-sérum ne serait efficace, *au point de vue expérimental*, que s'il est employé d'une manière précoce, une ou deux heures après l'infection. C'est du moins l'opinion de Belfonti et Carbone, qui ont fait sur ce point de nombreuses expériences.

C'est aussi celle de Denys et Marchand. Ces derniers expérimentateurs, chez un animal infecté par l'injection d'une culture streptococcique, font des ponctions successives dans le péritoine, afin de suivre la marche de l'infection.

Dans le liquide et les exsudats péritonéaux, ils voient des microbes pulluler en grand nombre : si, dès les premières heures, ils font à cet animal une injection de sérum immunisateur, ils trouvent, dans le liquide péritonéal, des microbes libres et des microbes phagocytés. Puis, bientôt, les microbes libres disparaissent ; ils ont tous été dévorés par les leucocytes, et la guérison est obtenue.

Si, au contraire, ils retardent trop l'injection de strepto-sérum, les leucocytes se mettent bien à phagocyter, au début ; mais les microbes sont si nombreux, qu'ils ne peuvent suffire à la tâche, et l'animal succombe à l'infection.

2° Une seconde cause des insuccès des injections de strepto-sérum, c'est que *certaines variétés de streptocoques sont réfractaires à leur action.*

Déjà, en 1896 (Soc. de Biol.), *Méry* a démontré que le

streptocoque de la scarlatine n'est nullement influencé par le sérum de Marmoreck.

Et, cependant, aucun caractère morphologique appréciable, ne le distingue des autres streptocoques.

En 1897, le même auteur a retiré de la gorge, de l'urine, du sang, du pus de scarlatineux, six variétés de streptocoques, présentant d'ailleurs des caractères d'identité parfaite (gros grains, chaînettes longues, entrelacées, etc.) Ils se sont tous montrés absolument réfractaires au sérum de Marmoreck. Il en a recueilli un septième, qui provenait de la gorge d'un scarlatineux : ses grains étaient plus petits et ses chaînettes plus courtes: il a été nettement influencé par ce sérum.

On observe aussi des différences analogues chez les animaux, le S. de l'anasarque du cheval, subit l'action du sérum de Marmoreck, tandis que ceux de la gourme et de la pneumonie du même animal, restent indifférents.

De même encore les *vibrions cholériques* n'obéissent pas tous à l'action du sérum de Pfeiffer.

J. Courmont a prétendu même que le sérum de Marmorek n'immunise pas le lapin contre le S. de l'érysipèle, bien qu'il puisse l'immuniser contre le S. de Marmorek, d'origine pharyngienne. Ainsi, 74 lapins inoculés avec deux échantillons de S. de l'érysipèle, ont présenté à l'autopsie toujours les mêmes lésions caractérisques : érysipèle de l'oreille, décollement caséeux sous cutané, péritonite et péricardite à fausses membranes. Avec le S. de Marmorek on observe, si la mort est rapide, un épanchement *sanguinolent* du péricarde et dans le péritoine, et une grosse rate.

Du reste, on peut atténuer ou exalter le S. de Marmorek. atténuer ou exalter le S. de l'érysipèle, il n'y a jamais identité dans les lésions produites. Il y a donc des distinctions nettes dans l'action pathologique des deux microbes.

Dans d'autres expériences encore, (suscitées par une polémique avec le prof. *Lemoine*, de Lille), le même bactériologiste lyonnais, a établi que le sérum d'un âne, immunisé avec deux S. variés de l'érysipèle, s'est montré *immunisant* contre sept S. pyogènes de l'homme et *favorisant* pour quatre autres S. Il semble donc que l'espèce S. *pyogène* n'est pas assez différenciée, pour qu'on puisse trouver un sérum immunisant contre tous les échantillons de ce microbe.

De même *Paltauf* infecta des lapins par deux S. différents, et il leur injecta le sérum obtenu par l'une des deux espèces. Le sérum n'agit que contre l'infection produite par le S. respectif.

Cattarina trouve aussi un S. spécial dans divers cas de broncho-pneumonie, qu'à cause de son aspect morphologique, il appelle *spiro-streptococque ;* or, les lapins immunisés contre le S. de l'érisypèle ou de la gourme, ou contre le S. pyogène, succombent à l'inoculation de ce *spiro-streptococque.*

En résumé, toutes les expériences d'immunisation, avec le sérum antistreptococcique de Marmoreck, conduisent à cette conclusion assez nette, *qu'un sérum antistreptococcique, n'est immunisateur que contre les infections de l'espèce qui l'a produit.*

Aussi, déjà en 1897, *Wan de Welde* avait-il émis l'idée de la nécessité d'un sérum *polyvalent* ou mieux *plurivalent,* pour obtenir l'efficacité contre plusieurs espèces microbiennes. Cette idée a été poursuivie avec suite, et avec des résultats importants, par Denys, au point de vue pathologique. Nous vous les exposerons dans les leçons suivantes.

G) — Il est évident que, par les recherches sur la variabilité des strepto-sérums, la question de la pluralité ou de l'homologie des streptocoques se trouve de nouveau soulevée. Les recherches précises de Widal, avaient bien montré *l'unicité* des streptocoques, et la possibilité d'obtenir des effets pathologiques divers, (tels que l'érysipèle, les suppurations la septicémie) avec un même streptocoque, et les modifications et transformations morphologiques de ces microbes. Marmoreck persiste aussi dans son idée de l'homologie des streptocoques.

Nous ne nous prononcerons pas : il est possible qu'un jour prochain, les naturalistes microbiologistes nous apprennent, qu'il existe des caractères différentiels entre les divers streptocoques; et, d'autre part, qu'on se rende compte des raisons intimes des modes d'action différents des divers streptosérums.

En attendons, nous conclurons, avec E. Boix qui, dans une bonne Revue critique des *Archives de Médecine* (1898), s'exprime ainsi : « On comprend l'importance thérapeutique de ces questions de doctrine. En pratique, il n'est pas indifférent d'avoir affaire à tel ou tel streptocoque. Peut-être l'étude naissante des strepto-sérums polyvalents, donnera-t-elle satisfaction au médecin appelé à traiter une streptococcie. »

QUATRIÈME LEÇON

IV. — Le strepto-sérum dans les maladies infectieuses.

Dans les précédentes conférences, nous vous avons fait connaître les principes de la nouvelle méthode thérapeutique des *maladies infectieuses;* c'est-à-dire que nous vous avons expliqué la théorie de *l'immunisation;* puis, nous vous avons dévoilé le rôle et les allures pathologiques du plus redoutable agent des infections, le *streptocoque*; enfin, nous vous avons exposé, dans leurs détails principaux, les remarquables recherches, qui ont conduit les expérimentateurs, à la découverte d'un produit de l'organisme animal, susceptible de prévenir quelquefois, et souvent d'arrêter l'évolution des maladies infectieuses, chez les animaux. Vous savez que ce privilège bienfaisant appartient aux *sérums immunisateurs.* En particulier, au point de vue expérimental, vous n'ignorez rien de l'efficacité et des résultats du *strepto-sérum.* Nous avons insisté d'une façon spéciale sur sa préparation, et sur les diverses modifications, qu'on y a apportées, pour augmenter sa valeur thérapeutique : vous connaissez l'importance relative des sérums de Marmoreck, de Roger et Charrin, et du sérum *polyvalent* de Denis. Il nous faut maintenant apprécier leur *valeur clinique*, leurs résultats *dans la pratique.*

C'est l'objet principal de ces études, dont le champ est assez vaste, puisque nous aurons à étudier les effets des strepto-sérums, successivement : dans les *érysipèles*, les *septicémies spontanées*, *traumatiques*, *ou opératoires*, la *fièvre puerpérale*, et, dans un groupe assez étendue d'affections, qui sont plutôt du ressort de la médecine, les *angines* et les *broncho-pneumonies* à streptocoques, et la *scarlatine.* On a même essayé leur action contre l'activité morbide des *néoplasmes;* nous vous en dirons quelques mots.

I. — Le strepto-sérum dans l'érysipèle.

S'il est une affection pathologique qui se prête à la vérification clinique des recherches des expérimentateurs, c'est l'érysipèle. C'est une *streptococcie pure;* aucun agent microbien, n'est susceptible de le produire, si ce n'est le *streptocoque.* On connaît des infections staphylococciques, coli-bacillaires, pneumococciques, des angines et des broncho-pneumonies engendrées par les microbes les plus divers; l'érysipèle est *toujours le résultat, de la pénétration du streptocoque, dans la peau et dans les muqueuses.*

C'est une dermatite congestive, inflammatoire et exsudative : or, on retrouve les chaînettes du streptocoque dans le derme, dans les espaces lymphatiques, autour et dans les lymphatiques et les veines, et jusque dans les zones épidermiques, en particulier, dans les phlyctènes. Les leucocytes micro et macrophages s'en emparent, et servent d'agents vecteurs pour transporter au loin, la maladie et ses redoutables effets. Comme dans toutes les invasions microbiennes, il y a une *leucocytose* des plus accentuées, sur laquelle depuis longtemps, du reste, Vulpian et Renaut avaient appelé l'attention. Ajoutons que l'érysipèle est une maladie aisément transmissible à l'animal ; tout le monde sait avec quelle facilité les expérimentateurs produisent une plaque de cette dermatite, par inoculation, sur l'oreille du lapin.

L'érysipèle est donc une maladie qui se prêtait admirablement à la démonstration du pouvoir curateur des sérums immunisateurs.

Il y a lieu de distinguer trois phases ou périodes principales, dans les tentatives cliniques entreprises à ce sujet.

1° *La phase des essais primitifs.* — La préparation des sérums est à ses débuts, et les procédés de fabrication encore incertains.

Nous avons déjà cité le premier essai de Grammakowsky, en 1894, avec du sérum obtenu par inoculation à des lapins de vieilles cultures atténuées, et de cultures progressivement virulentes : il eût un succès et une mort. En 1895, Charrin et Roger guérissent un érysipèle de la face, chez un nouveau-né, avec leur sérum ; Jacquot, de Creil, la même année, obtient un succès avec le sérum de Roger, chez une femme atteinte d'un érysipèle contracté près d'une malade en état d'infection puerpérale.

2° *La phase des recherches cliniques de Marmorek et de Chantemesse, avec un strepto-sérum très actif et bien défini.*

C'est en 1895, dans les *Annales de l'Institut Pasteur*, que Marmorek a fait connaître ses premiers résultats.

Il inocule aux malades du service du Dr Chantemesse, au bastion 29, où sont isolés un grand nombre d'érysipélateux, des doses de *strepto-sérum* de 10 à 20 centimètres cubes en 24 heures, renouvelant les injections les jours suivants, et en augmentant la dose, selon la gravité des cas. Il se guide alors sur le pouls, la température, l'état général. La plus grande quantité donnée de sérum a été de 120 cent. cubes, en 10 jours.

Le premier effet de ces injections est un grand soulagement pour le malade, et une amélioration de l'état général : ces modifications apparaissent de la 5e à la 12e heure après l'injection. Le mal de tête, la courbature, disparaissent, et le sommeil revient. La température subit une ascension dans les deux ou trois premières heures, puis s'abaisse plus ou moins rapidement. Si la fièvre ne tombe pas, il faut renouveler l'injection, le lendemain : elle est très tenace dans *l'érysipèle ambulant*, qui nécessite des injections répétées. Le pouls suit la température. Localement, chez les malades pris au début, la rougeur pâlit et s'efface peu à peu ; et la desquamation commence trois heures après l'injection.— Enfin, le sérum aurait un effet très remarquable sur les reins : chez les malades traités dès le début, il n'y aurait pas d'albuminurie ; et, elle disparaîtrait très vite, chez ceux qui sont traités plus tardivement.

En présence de ces constatations précises, il est impossible de nier les effets bienfaisants des inoculations de strepto-sérum chez les érysipélateux : mais, il nous faut aller plus loin, et apprécier, s'il est réellement *curateur*, au moins dans une mesure, qui affirme sa valeur thérapeutique.

Il est nécessaire, pour cela, de rechercher les résultats obtenus, au point de vue de la mortalité, chez les érysipélateux. Là, les faits sont moins convaincants, tout d'abord. Marmorek admet que la mortalité chez les érysipélateux, qui suivent les traitements ordinaires, est de 5,12 p. 100 — et il reconnaît lui-même, que sur les malades, qui lui ont été confiés par Chantemesse, il n'a obtenu qu'une diminution de 1,72 p. 100 dans la mortalité. Dans sa série la plus heureuse, sur 165 cas d'érysipèle sévère, traités par un sérum préventif d'un pouvoir = 7000, il a encore eu deux morts, soit 1,2 p. 100.

Dans une seconde série, avec un sérum moins actif, à pouvoir préventif = 500, toute défalcation faite des morts explicables, il a eu une mortalité élevée, de 4,82 p. 100.

Voici maintenant d'autres résultats, publiés par Chantemesse, le 31 décembre 1895, dans son compte-rendu au conseil municipal de Paris. Il ajoute à la statistique de Marmorek 97 nouveaux malades, traités avec du sérum d'un pouvoir = à 30.000 et pour lesquels il a eu une mortalité de 1,08 p. 100 — et il donne le tableau général suivant :

Traitement ordinaire, mortalité	3,79 p. 100
Traitement par le sérum, mortalité ...	2,50 p. 100

On le voit, le gain obtenu par la sérothérapie n'est pas considérable. Bolognesi fait observer, avec raison, que les résultats obtenus par Marmorek et Chantemesse, par l'emploi du sérum, ne diffèrent guère de ceux qu'on observe après la simple expectation, ou par les traitements les plus divers ; puisque, dans ces cas, la mortalité de l'érysipèle varie entre 2 et 4 p. 100 *(Soc. de thérap.*, 12 fév. 1896*)*. Il fait d'ailleurs remarquer, avec juste raison, que la mortalité, chez les érysipélateux, est rarement le fait de l'exanthème cutané et de l'intoxication bactérienne seule ; elle peut, le plus souvent, être attribuée aux tares préexistantes chez ces malades : cardiopathies, maladies du rein, des voies respiratoires, artério-sclérose, surmenage, et surtout, alcoolisme ; c'est là une remarque, dont nous montrerons plus loin toute l'importance.

Du reste, Roger lui-même, ayant fait le relevé de 609 cas d'érysipèle traités sans sérum, ne trouve qu'une mortalité de 2.29 p. 100, défalcation faite des cas d'infection pneumococcique concomittante ; et il tire cette conclusion : *qu'un adulte bien constitué avant 35 ans, ne meurt jamais de streptococcie ;* passé cet âge, s'il succombe, c'est qu'il a une tare organique, particulièrement, des lésions du foie.

L'inoculation sérothérapique, chez les adultes bien portants, ne saurait donc être que d'une utilité très restreinte ; il faut la réserver aux cas graves, aux cas à rechûtes, ou dans les formes prolongées, ou pour érysipèle des nouveaux-nés, bien que, ajoute-t-il, il ne paraisse pas fort efficace dans ce dernier cas.

En même temps que les auteurs précités, à l'étranger, Chroback, Denys et Leclef, Steele, Polyentkoff, obtiennent aussi des succès remarquables, par le sérum de Marmorek, soit chez des femmes en couches, soit dans des cas divers. Déjà, Denys insiste sur la nécessité, dans quelques cas, d'employer de hautes doses de sérum de 60 à 100 cent. cubes, si l'on veut obtenir un effet rapide.

Mais avant de tirer des conclusions fermes, de tous les résultats, obtenus par les recherches cliniques, il nous faut vous dire quelques mots de ce que j'ai appelé la troisième phase de la sérothérapie dans l'érysipèle. Elle est pleine d'intérêt.

3° *Troisième phase. — Congrès de Moscou.* — Communication de Denys (de Louvain).

Ce qui caractérisa les recherches de Denys, c'est le procédé, (attaque locale de la plaque érisypélateuse), et une meilleure catégorisation des faits cliniques.

Dans les *érysipèles aigus*, par des injections de sérum, en amont et en aval de la plaque inflammatoire, il essaye d'arrêter son évolution.

La chose est facile pour les *érysipèles des membres.* Dans six cas sur sept, le processus a été coupé net ; et la fièvre est tombée après vingt-quatre ou trente-six heures. Les doses employées étaient de 20 à 60 cent. cubes.

Il n'en est plus de même, *pour la face et le cou*; aussi a-t-il recours uniquement aux injections dans le flanc ; 100 à 150 centim. cubes de son sérum *plurivalent*, produisent le plus souvent des résultats excellents et rapides, dans les cas d'érysipèles graves, menaçant la vie des malades : chûte de la température, amélioration du sensorium, de l'état général, etc.

Dans les *érysipèles chroniques* ou *récidivants*, il obtient des résultats encore plus manifestes. Une injection unique de 20 à 60 c.c. a déterminé, dans tous ces cas, en quelques jours, la fin du processus. Les érysipèles chroniques sont donc justiciables, de plus petites doses de sérum, que les érysipèles aigus ; il semble que, par la répétition des attaques, l'économie ait acquis un commencement d'immunité, que l'injection de sérum vient compléter.

D'après le professeur Landouzy, dans son Traité des *Sérothérapies*, les principaux avantages du traitement de l'érysipèle, par le strepto-sérum, seraient les suivants : *localement*, on constate, le plus souvent, dans les vingt-quatre heures, une diminution marquée de la rougeur, du gonflement et de la douleur; la desquamation est hâtée et se fait en écailles épidermiques, assez épaisses; parfois, la lésion continue à s'étendre sur un des points de la périphérie, et ne s'arrête que sous l'influence des injections répétées. La suppuration des tissus érysipélateux est rare, après le traitement avec le sérum; si elle existait, elle est diminuée.

L'état général s'améliore; les troubles nerveux, en particulier le délire, sont favorablement influencés. La fièvre s'abaisse en quelques heures. Le pouls diminue de fréquence et augmente de force. La température est rapidement abaissée. Dans les cas ordinaires, non traités par le sérum, la chute de la température se fait lentement, par échelons successifs, et

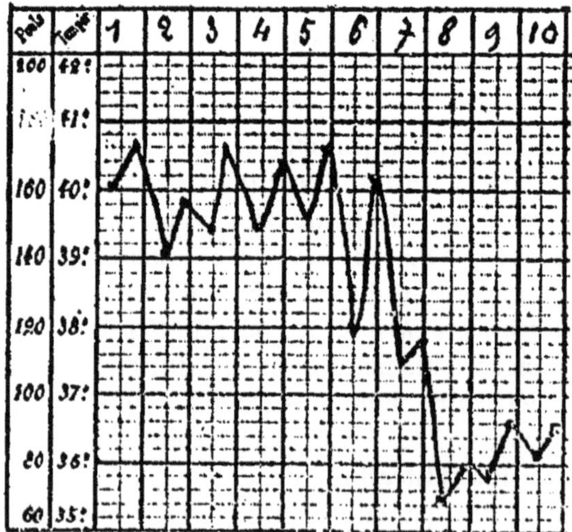

Fig. I. — Erysipèle (Wunderlich).

demande plusieurs jours (Voy. Fig. I). Si on emploie le sérum, elle a lieu en 24 heures, comme en fournit la preuve, le graphique très démonstratif suivant, emprunté à Landouzy (Voy. Fig. II). Nous connaissons déjà les heureux effets du

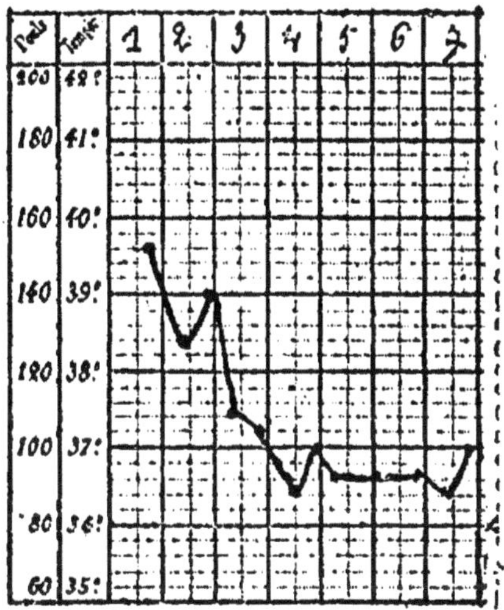

Fig. II. — Erysipèle traité par le sérum (Landouzy).

sérum sur l'albuminurie. L'engorgement ganglionnaire diminue, et les adénopathies disparaissent plus vite après l'éruption, si on a soin de continuer les injections à petites doses. De même, les rechutes, les récidives sont prévenues par de petites doses de sérum, injectées à intervalles réguliers.

Tels sont, messieurs, les résultats des essais en clinique, de la sérothérapie, contre l'érysipèle. Quelles conclusions en tirer ? Quels conseils puis-je vous proposer ?

Il semble que, dans la plupart des cas, l'érysipèle étant une maladie bénigne, l'usage du sérum ne soit pas indispensable, que l'on puisse se contenter des bons effets obtenus par les méthodes ordinaires, en particulier par celles, que vous me voyiez utiliser constamment, dans le service, (applications de compresses imbibées d'une solution de sublimé à 1/1000e, au besoin jusqu'à production de phlyctènes, ou pulvérisations éthérées de sublimé, selon la méthode de Talamon, dérivatifs intestinaux, toniques, etc.)

Mais, nous ne verrions aucun inconvénient, même dans les cas bénins, à essayer d'une injection de 10 à 20 centimètres cubes de sérum, pour abaisser la température, améliorer l'état général, etc.

Et même, localement, vous pouvez tenter d'enrayer la plaque de cutite, par des injections circonférentielles, selon le procédé de Denys. Mais, nous le répétons, ce n'est pas indispensable, et vous pouvez peut-être réussir autrement. D'ailleurs, l'érysipèle est extrêment rare dans notre service de chirurgie, puisque nous sommes quelquefois plusieurs années sans en voir.

L'emploi du *strepto-sérum* nous paraît, au contraire, absolument indiqué : dans les cas graves, dans les érysipèles de la face menaçants, dans les érysipèles à rechûtes, à répétitions, dans les érysipèles ambulants ou chroniques ; chez les malades âgés, débilités, offrant une tare organique quelconque, telle que : cardiopathie, maladie du foie, albuminurie, néphrites, surmenage, alcoolisme, etc. Chez ces malades, la sérothérapie, en abaissant la température, en améliorant l'état général, en prévenant l'albuminurie et en abrégeant la durée de la maladie, sera un bienfait; car les toxines de la streptococcie donneront moins de surcharge à leurs organes usés ou altérés.

Vous ferez ainsi une thérapeutique *pathogénique*, s'adressant à la cause même de la maladie, pour l'atténuer et la détruire ; vous y joindrez le traitement symptomatique et tonique, de manière à soutenir les malades et leurs organes, et, à leur fournir la résistance nécessaire, pour triompher définitivement.

Sans doute, vous n'aurez pas les résultats précis et constants, sur lesquels comptaient les expérimentateurs, et qu'ils observaient dans leurs recherches sur les animaux.

En clinique, les conditions pathogéniques sont *multiples*, et l'*état des organes* très variable. En ce qui concerne l'érysipèle, les faits démontrent que le *strepto-sérum est un agent modificateur important, souvent curateur,* qu'il ne faut pas négliger, et *dont des études nouvelles pourront encore augmenter la valeur.*

CINQUIÈME LEÇON

II. — Le strepto-sérum dans les septicémies.

Les septicémies constituent, en pathologie humaine, le champ d'observation le plus vaste et le plus important, qui permette de juger de la valeur thérapeutique des *strepto-sérums*. Là, le streptocoque règne en maître ; et, si on y rencontre aussi le staphylocoque, le pneumocoque, le vibrion septique, et surtout le coli-bacille, souvent il les domine tous par son abondance et son excessive virulence ; d'ailleurs, il est fréquemment seul à exercer son influence néfaste sur l'organisme, dont il pénètre les tissus avec plus de facilité que tout autre.

Il est anaérobie, et, les profondeurs lui conviennent, pour pulluler.

Malheureusement, il faut le reconnaître, les recherches méthodiques, en clinique chirurgicale, font souvent défaut ; les observations suivies sont peu nombreuses. On n'a pas trouvé l'infaillibilité des heureux résultats, un peu trop escomptée par le laboratoire ; et, de nombreux insuccès ont fait *trop délaisser* la méthode.

Pour la facilité d'exposition, nous adopterons le cadre suivant :

Nous exposerons les résultats de la sérothérapie dans les *septicémies opératoires*, dans les *septicémies non opératoires*, et enfin dans l'*infection puerpérale*.

A. — *Septicémies opératoires.*

Il y a lieu d'établir une subdivision, dès le début, dans ce groupe pathologique, en raison de la fréquence et des caractères spéciaux, que présente l'infection septique, quand elle se développe dans la cavité péritonéale. Nous distinguerons les septicémies qui succèdent à une intervention sur la tête, le tronc et les membres, — et les septicémies péritonéales.

I. — *Septicémies après les opérations sur la tête, le tronc et les membres.*

Elles peuvent se développer après une opération chirurgicale, très simple en apparence : une amputation, une ouverture d'articulation, ou même une simple piqûre, peuvent être le point de départ, d'accidents septicémiques, à marche rapide et grave. Toutefois, il faut bien reconnaître qu'aujourd'hui, en raison des progrès de l'antisepsie et de l'asepsie, elles sont beaucoup plus rares. Aussi les documents, qui permettraient d'apprécier les effets du strepto-sérum, dans la circonstance, sont des plus clairsemés : on ne trouve pas d'observations rapportées, en détail, par les cliniciens.

C'est surtout après les opérations sur les os, ou, plutôt, après les fractures communitives, les écrasements osseux ou articulaires traumatiques, qu'on peut rencontrer aujourd'hui, dans les services de chirurgie, des septicémies graves.

La remarquable guérison que nous avons obtenue, dans un cas de ce genre, mérite de vous être relatée en entier : elle montre péremptoirement qu'il ne faut pas abandonner, comme certains le voudraient, toute confiance dans le sérum de Marmorek, et surtout dans la sérothérapie.

Une jeune fille de douze ans, que vous avez tous vue, couchée très longtemps, au n° 1 de la salle Saint-Augustin, était entrée dans le service, vers la fin de novembre 1898, pour être traitée d'un pied-bot, *varus équin*, au troisième degré. Les déformations osseuses étaient telles, qu'il était impossible d'obtenir le redressement, par la ténotomie, ou une opération de Phelps. Un de nos assistants voulut essayer du redressement forcé, selon la méthode de Delore, et fit des manipulations assez énergiques. Comme il avait échoué dans sa tentative, nous résolûmes de pratiquer la tarsectomie cunéïforme ; mais, nous eûmes peut être le tort, d'exécuter cette opération, aussitôt après. L'ablation d'un segment du tarse fut faite, cependant, sans aucun incident, et avec les précautions aseptiques ordinaires. La plaie des parties molles fut refermée, et deux petits drains latéraux assuraient l'écoulement. Pansement à la gaze iodoformée et à l'ouate aseptique ; appareil plâtré, maintenant le pied dans une bonne position.

Les suites opératoires ne parurent pas d'abord mauvaises. Les quatre premiers jours, la température oscilla entre 37°4 et 38°8 ; mais le cinquième jour, elle atteignait 40°3 le soir, et 39° le matin : les 6, 7 et 8 décembre, la fièvre resta très élevée sans rémission, et, à partir de ce moment, on observa de grandes oscillations vespérales, la courbe variant de 38° à 40° et même 40°6. Le pouls, en même temps, s'élevait à 130, 140 et même 160 pulsations : l'enfant avait de l'agitation, du délire, une langue très saburrale et très sèche (Voy. fig. I). Le pansement fut enlevé, et on trouva le pied très tuméfié, œdémateux — l'œdème remontant à mi-jambe, — sans qu'il y eût de rougeur phlegmoneuse des téguments ; les sutures enlevées, on vit les plaies boursoufflées, et recouvertes d'enduits diphtéroïdes, comme dans la pourriture d'hôpital.

Il se faisait, d'autre part, une vive inflammation diffuse, du côté de la plante du pied. Nous passâmes des drains de part en part, du dos vers la plante ; et, nous fîmes d'abondantes injections et lavages avec le sublimé au 1/1000e, — puis on remplit les espaces inter-osseux de gaze iodoformée, et, on entoura tout le pied et la jambe, d'un pansement ouaté humide. Sous l'influence de cet énergique traitement local, la température s'abaissa un peu, les jours suivants. Mais, le 25 décembre, les grandes oscillations vespérales des septicémies intenses reparurent, et l'état général devint très alarmant. Des signes manifestes d'un état pyo-septique se déclarèrent. L'enfant eut de grands frissons, des claquements de dents, des sueurs profuses ; son facies s'étira, ses yeux se

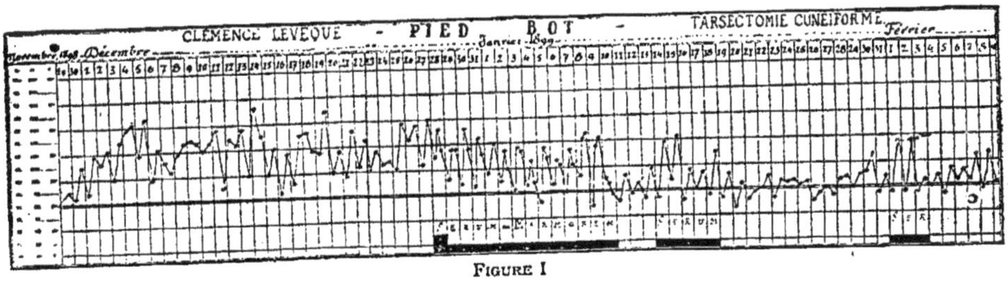

CLÉMENCE LEVÊQUE - PIED BOT - TARSECTOMIE CUNÉIFORME

FIGURE I

cerclèrent, devinrent brillants ; elle demeura dans un *subdelirium* permanent, eut des émissions d'urine involontaires et des diarrhées colliquatives.

Deux abcès secondaires pyohémiques se formèrent, dans les gaînes des extenseurs, et dans la paume de la main gauche.

Nous avions, sous les yeux, le tableau d'une *septico-pyohémie* des plus intenses ; la situation était désespérée.

Du pus ayant été recueilli au pied, et dans les abcès métastatiques, l'examen en fût fait par M. le Dr Bosquier, chef du laboratoire de la clinique médicale. Par l'examen sur plaques et la coloration de Gram, il reconnut des *streptocoques* isolés ou en chaînettes, quoique petits. *Il n'y avait pas d'autres espèces microbiennes.* Après l'ensemencement sur agar-agar, et séjour de 24 heures à l'étuve, à 37°, il observa la formation de colonies grisâtres, petites, saillantes, rapprochées les unes des autres. Au microscope elles étaient formées de *streptocoques absolument purs.*

Devant des renseignements aussi précis, l'indication était formelle.

Pendant 15 jours consécutifs, du 28 décembre au 15 janvier, on fit à l'enfant des injections de sérum de Marmoreck, fourni obligeamment par l'institut Pasteur de Lille, à la dose de 10 cent. cubes, *pro die.*

Comme vous pouvez le voir sur la courbe thermométrique que je vous présente, la température ne baissa que *peu à peu ;* et, elle resta *oscillante* entre 37°5 et 38°8 et même 39°. Elle ne tomba aux environs de 37° que vers le 10 janvier ; c'est seulement, après environ *quarante jours d'infection*, que nous vîmes les oscillations et les frissons disparaître, l'état général s'améliorer, et qu'il fût possible à l'enfant de prendre quelques légers aliments. Des pansements et des lavages au sublimé, étaient faits localement tous les 4 ou 5 jours.

Il y eut, cependant, à plusieurs reprises, retour des frissons et de l'infection : d'abord du 14 au 18 janvier, puis du

30 janvier au 3 février. *Pendant ces reprises, on fit trois ou quatre injections journalières, de 10 cent. cubes de sérum de Marmoreck.*

Le 11 février, il fallut ouvrir un nouvel abcès secondaire au dos de la main. A partir de cette époque, la température resta aux environs de 37°, et ne remonta plus. La guérison définitive s'effectua lentement cependant, et le pied resta longtemps œdémateux. C'est seulement vers le mois de juin, que nous pûmes le soumettre à la compression ouatée, et appliquer un appareil silicaté. La santé générale de l'enfant est devenue très bonne et elle a pris un léger embonpoint.

Cette observation que j'ai tenu à vous rapporter en entier est le plus remarquable exemple que je connaisse de *septico-pyohémie intense*, guérie par le sérum de Marmoreck. La démonstration est précise, irréfutable, car l'examen bactériologique a été soigneusement fait, et nulle autre médication n'a été employée que le strepto-sérum. Mais, remarquez combien il a fallu être persistant, tenace dans l'emploi du sérum : nous avons, en tout, injecté au moins 230 à 240 centimètres cubes (1).

Comme la température ne baissait guère sous l'influence des injections, pendant les six ou huit premiers jours, supposez qu'on se fut arrêté dans la médication : on aurait pu être trop prompt dans son jugement, et regarder le sérum comme infructueux. Dans les *cas chroniques*, il faut persister longtemps dans l'usage du sérum, et, faire l'injection à des doses journalières constantes. Dans les cas aigus, menaçants, il faut avoir recours à des doses plus élevées, massives, selon les indications de Denys.

---

(1) On objectera peut-être, qu'il y a des pyohémies qui *guérissent spontanément* : mais, elles n'ont point ces allures, cette gravité extrême ; ce sont, en général, des *fièvres purulentes*, à marche lente, qui s'accompagnent de la *formation d'abcès* libérateurs, et n'ont pas ces caractères de diffusion.

Peut-on objecter qu'il y a des septico-pyohémies qui guérissent lentement, sans faire usage du sérum, et que notre enfant eut pu trouver le salut dans le seul traitement local, aidé des toniques généraux. Ce serait être téméraire de le prétendre, quand on suit la marche de la température, et quand on voit le traitement, suivi d'abord, a été sans influence sur la marche de l'infection. Nous n'avons commencé les injections de sérum antistreptococcique que vingt-quatre jours après le début des accidents septicémiques, trente jours après l'opération.

Dans ces derniers temps, nous avons eu, une seconde fois, l'occasion d'observer, après une opération sur le squelette, un cas grave de septicémie, où le strepto-sérum, à doses répétées, a réussi rapidement à arrêter les accidents, alors que les autres moyens avaient échoué.

Un jeune homme de 22 ans avait un genou ankylosé à angle obtus, par une arthrite tuberculeuse datant de l'enfance. A la partie interne de la jointure, s'était faite une poussée aiguë; et, un vaste abcès froid, devenu fistuleux, occupait la région, et s'étendait jusque dans le creux poplité.

Nous lui fîmes une résection, selon notre procédé ordinaire, sans suture osseuse; et, nous procédâmes à un curettage soigneux de l'abcès froid et des masses caséeuses.

Nous avons pratiqué un grand nombre de fois cette opération; nous la réussissons toujours sans le moindre accident.

Cette fois, pour une cause inconnue, peut-être à cause de l'abcès, il y eut une infection.

L'intervention avait eu lieu le 16 décembre, et le surlendemain (c'est-à-dire le 18 décembre), la température s'élevait à 38°8.

Les 19, 20 et 21 décembre, elle dépasse 39°. En même temps, l'état général est très mauvais : il survient des frissons, de l'agitation, du délire, des sueurs profuses et de la diarrhée.

Le 22 décembre, nous levons une première fois l'appareil plâtré et le pansement. Nous avions, au moment de l'opération,

ARTHRITE TUBERCULEUSE . RESECTION DU GENOU
SEPTICEMIE
SERUM

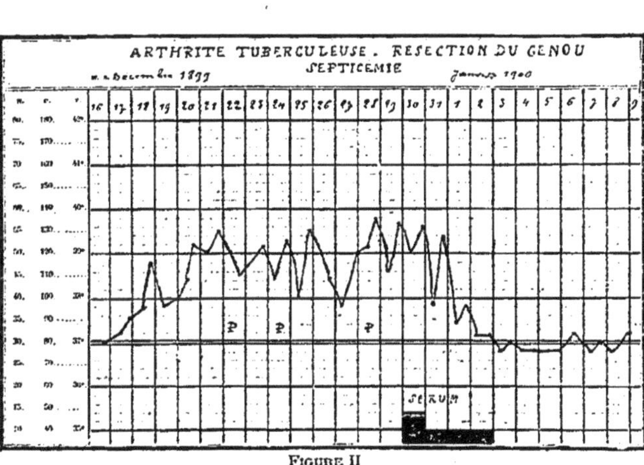

FIGURE II

placé un drain à la partie interne, et un autre dans le creux poplité. Il s'était écoulé un pus visqueux, verdâtre, — et, quelques sutures étant enlevées, nous trouvâmes, sous la peau, une gelée diphteroïde, jaunâtre — et le tissu cellulaire voisin était infiltré, œdématié, jusqu'au tiers moyen de la cuisse. Nous fîmes une large désinfection au sublimé et un pansement humide.

Malgré ce traitement local, énergique, les 23 et 24 décembre, même état grave, vomissements, délire continuel ; la température ne baisse pas.

Nouveau pansement désinfectant et injections dans les drains, le 24 décembre.

Les 25, 26, 27 et 28 décembre, même état très grave. Le 28, on ouvre une collection sous-cutanée, formée par diffusion.

Aucun résultat — et, jusqu'au 30 décembre, la température oscille entre 39 et 40°.

Le 30 décembre, nous faisons une première injection de 20 cent. cubes de sérum de Marmoreck. — Aussitôt, il se fait une sorte d'accalmie, les sueurs diminuent, et le malade repose la nuit.

Le 31 décembre, les 1er et 2 janvier, injections de 10 cent. cubes de strepto-sérum.

Le 2 janvier, la température tombe définitivement à 37° — et l'état général devient bon : plus d'agitation, sommeil et appétits excellents. — Dès lors, la guérison suit un cours régulier; mais la consolidation osseuse est retardée d'un mois environ.

Sur la courbe thermique, que je vous présente, vous pouvez suivre les diverses phases évolutives de cette infection, et y constater les bons effets, pour ainsi dire transcrits, du strepto-sérum (Voy. fig. II).

En ce qui concerne les septicémies, après les opérations qui se font sur la tête, le tronc et les membres, ces deux remarquables observations sont les seules que je puisse vous relater, avec détails, à l'heure actuelle. Roger a essayé son sérum sur trois cas de septicémie chirurgicale et a eu trois succès , Marmoreck a obtenu aussi quelques résultats heureux. Les auteurs anglais et américains rapportent un certain nombre d'observations isolées.

Il y aura lieu, cependant, de rapprocher de nos cas, une très remarquable observation de Landouzy, où, chez un enfant de 8 ans, atteint d'une pyohémie avec abcès multiples, datant de 25 jours, il obtint par les injections de sérum, une belle guérison. Mais il ne s'agissait pas d'infection post-opératoire. J'y reviendrai plus loin.

II. — *Septicémies péritonéales post-opératoires.*

S'il est un groupe d'infections où le *strepto-sérum* rendrait des services considérables, c'est bien celui des *septicémies péritonéales post-opératoires.* La découverte de l'action des grandes injections d'eau salée physiologique, des doses massives sous-cutanées, que nous avons été les premiers à préconiser, avec notre interne le Dr Fourmeaux, (*Acad. de Méd.* 1896), les lavages du sang, comme on l'a dit depuis, procurent le salut à un bon nombre de laparotomisées, en favorisant l'élimination des toxines par la voie rénale, et, en relevant la tonicité du muscle cardiaque. Mais il est bon nombre de ces infections, où la virulence microbienne est si aiguë, si rapide, qu'il serait utile d'avoir un agent très actif, qui neutralise, incontinent, l'action néfaste des microbes et de leurs toxines. Ce serait le rôle d'un sérum très immunisateur; le lavage du sang entraînerait rapidement les toxines déjà formées, et le sérum, par ses propriétés bactéricides et anti-toxiques, en empêcherait la reproduction.

Les sérums antistreptococciques de Marmoreck ou *pluri-valents* de Denys, jouissent-ils de ces propriétés bienfaisantes ?

Avant de répondre à cette importante question, précisons ce qu'il faut entendre par *septicémies péritonéales*, et recherchons quels sont, dans ces infections, les espèces microbiennes qui peuvent en être la cause?

Les septicémies péritonéales peuvent s'observer après toutes les opérations abdominales : les laparotomies simples, les ovariotomies, les hystérectomies abdominales ou vaginales, les opérations sur tous les viscères de la grande cavité, en particulier sur les intestins, graves ou légères, mais plutôt celles qui sont laborieuses, et exigent de nombreuses manipulations, ou qui portant sur des organes déjà infectés, peuvent être suivies de ces accidents redoutables, et bien souvent mortels.

Les malades qui en sont victimes, meurent assez rapidement, ordinairement dans les deux ou trois premiers jours. Le dénouement est parfois si prompt, si imprévu, que jadis on l'attribuait au choc opératoire (Lawson Tait).

Il n'en est rien : la mort est le résultat de *septicémies intenses*, parfois suraiguës. Il s'agit souvent d'infections *hypertoxiques*. L'examen *post-mortem* de la cavité péritonéale, ne révèle que des lésions minimes, à peine appréciables : on ne peut prononcer le mot de péritonite. La surface intestinale est un peu dépolie, présente quelques arborisations vasculaires, et on trouve, dans le cul-de-sac de Douglas, quelques cuillerées d'une sérosité légèrement sanguinolente, quelquefois un peu trouble.

Les malades, avant de succomber, ont présenté tous les symptômes d'une intoxication du sang, d'une *toxhémie* : facies altéré, agitation, inquiétude, anxiété, sensations de suffocation, un peu de dyspnée ; pouls petit, arythmique, rapide, 120-140, 160 pulsations ; température de 39 à 40° ; urines rares et albumineuses ; léger ballonnement du ventre, dans la partie sous-ombilicale ; mais pas de symptômes de péritonite proprement dite ; pas d'émission de gaz intestinale, car l'intestin est paralysé, etc..... La mort survient par affaiblissement progressif, avec refroidissement, algidité des extrémités, pouls filiforme, imperceptible, et arrêt du cœur.

C'est bien là un empoisonnement, tout-à-fait comparable à celui qu'on observe chez les animaux, auxquels on injecte un liquide septique.

Les recherches expérimentales et cliniques de Wagner (1876), Grawitz (1886), Paulowsky (1889) et Fraenkel (1891), ont démontré : qu'il s'agissait de *véritables septicémies ;* que les liquides péritonéaux exsudés après le traumatisme, formaient des milieux de cultures, qui devenaient très virulents, par l'action des germes de l'extérieur, ayant pénétré au moment de l'acte opératoire ; qu'ils étaient absorbés et intoxiquaient l'organisme avec tant de rapidité, que les lésions réactionnelles de la péritonite, n'avaient pas le temps de se produire ; que si, au contraire, l'infection était plus lente ou les germes moins virulents, on trouvait des exsudats fibrineux, et des dépôts purulents ; la mort survenait plus lentement, et, on constatait les lésions de la péritonite, adhésive purulente ou gangréneuse.

Les agents pathogènes de ces *septicémies péritonéales*, nous ont été dévoilés par les recherches bactériologiques de Fraenkel (1891), Pedchols (1892), Bumm (1889), Achalme et surtout de Jayle, auteur d'une excellente thèse, sur la septicémie péritonéale aiguë post-opératoire (1895). C'est d'abord le *streptocoque seul*, ou *associé*. Jayle l'a constaté, soit par l'examen direct, soit par les cultures, dans la sérosité péritonéale, quelques instants après la mort, dans les sécrétions de la plaie, dans le foie, dans le sang du cœur ; puis le staphylocoque, le vibrion septique, et, surtout le colibacille. Laruelle a montré, que ce dernier seul, était capable d'engendrer les péritonites les plus septiques ; il est le microbe le plus abondant de la flore intestinale — et il émigre aisément à travers les parois intestinales, altérées, ou dont la circulation est simplement ralentie. Les recherches de Klecki (*Am. Inst. Past.* 1895) ont établi, en particulier, que la virulence du coli est exaltée au plus haut degré, si on vient à produire la stase dans une anse intestinale, par une double ligature. Dans les septicémies péritonéales, les anses intestinales sont paralysées par l'intoxication : les microbes transsudent et aggravent encore les accidents ; des phénomènes d'obstruction intestinale s'ajoutent aux troubles septicémiques, comme malheureusement l'observent souvent les opérateurs.

Si les agents microbiens, dans les septicémies péritonéales, post-opératoires, sont si variés et si abondants, s'ils se conjurent et s'associent si facilement, si leur virulence s'exalte à un si haut degré, favorisée par les sécrétions péritonéales, les stagnations, les émigrations intestinales et la rapidité des absorptions, quels moyens avons-nous de les combattre, de les annihiler ? Pouvons-nous espérer trouver le remède *dans une sérothérapie très intensive ?*

Nous n'avons, à notre disposition, qu'un seul sérum immunisateur, le sérum antistreptococcique. Que son pouvoir immunisateur soit de 7.000, de 10.000 ou de 30.000, qu'on l'ait renforcé par des cultures successives, comme Marmorek, ou qu'on l'ait rendu *plurivalent*, comme Denys ; il n'aura jamais d'action *que contre une seule espèce microbienne ;* le streptocoque et ses toxines.

Nous n'avons aucun sérum contre le staphylocoque, le vibrion septique, et surtout contre le coli-bacille.

Nous ne pouvons pratiquer, comme dans certaines angines mixtes diphtérique et streptococcique, la *conjugaison des sérums*, qui réussit si bien.

Il n'y a pas lieu cependant d'abandonner la lutte : nous pouvons joindre à l'action du strepto-sérum, celle des injections massives d'eau salée, du lavage péritonéale, des précoces évacuations intestinales, des drainages abdominaux et vaginaux, du Mikulicz, etc.

Enfin le strepto-sérum, même employé seul, a eu ses victoires; il importe de les faire connaître. D'ailleurs, sur 14 cas divers de septicémies péritonéales, examinés bactériologiquement, Jayle a constaté *sept fois* la présence du streptocoque seul ou associé.

Chroback, dans un cas de septicémie aiguë, à la suite d'une myomectomie, avec 30 cent. cubes de sérum de Marmorek, a obtenu la guérison de sa malade.

Pozzi a rapporté à la Société de chirurgie (10 juillet 1895), l'histoire d'une femme opérée d'hystérectomie vaginale, et, chez laquelle, une infection se manifesta, par de l'hypothermie et un pouls très rapide : il y avait aussi tendance au collapsus et facies péritonéal. On fit alors appel à Marmorek, qui, le jour même, injecte 12 cent. cubes. Le lendemain la température est remontée à 37°2, le pouls est à 124. On fait une seconde injection, à la suite de laquelle, la température atteint 37°4 et le pouls tombe à 112, puis à 78. La température reste dès lors normale et la malade guérit. La mèche retirée de la plaie abdominale au deuxième jour, donne, par ensemencement, une culture pure de streptocoque.

Reverdin, de Genève (cité par Landouzy), dans des circonstances semblables, fut aussi heureux. Chez une femme de 39 ans, il avait, pour un fibrome utérin, pratiqué une hystérectomie abdominale totale : l'opération avait bien marché et tout permettait d'espérer un heureux résultat, lorsque, contrairement aux prévisions, la malade tomba dans un état tellement grave, que le chirurgien la considéra comme perdue. C'est alors, qu'il eut l'idée de recourir au strepto-sérum : en l'espace de sept jours, il fit, à sa malade, quatre injections de sérum de Marmorek, de 10 grammes chacune, et dès le lendemain de la dernière, les phénomènes graves s'amendèrent, la suppuration diminuait, l'état général était transformé, et deux phlébites, commençant au niveau des jambes, avortaient. Le jour même, où fut pratiquée la première injection de sérum, l'examen du pus, provenant de la plaie, donnait du streptocoque pur.

Denys et *Leclef*, ont guéri, deux fois sur trois, la péritonite opératoire. Le sérum employé était très actif. Dans un des cas, des vomissements porracés se succédaient depuis vingt-quatre heures ; ils disparurent en douze à vingt-quatre heures.

Dans un cas de pyohémie, les frissons n'ont plus reparu après l'injection. Quatre autres pyohémies ont été traitées par le sérum : deux ont guéri, deux ont succombé ; l'une de ces dernières était une infection mixte (streptocoques et staphylocoques).

En Angleterre, bon nombre de guérisons, par le sérum, de septicémies opératoires, ont été rapportées, dans ces derniers temps (1896 à 1898).

Nous n'insisterons pas davantage sur le traitement des septicémies péritonéales post-opératoires ; mais, en présence, de ces faits de guérison, par le strepto-sérum et des succès que nous avons obtenus par les injections sous-cutanées massives d'eau salée (*Acad. de Médecine*, 1895) dans les mêmes circonstances, on peut dire que nous ne sommes plus maintenant absolument désarmés, en présence de ces graves complications opératoires, que Verneuil appelait les *calamités de la chirurgie*.

B. — *Septicémies non opératoires.*

Les cas de septicémies *non opératoires*, s'observent, le plus communément, après les traumatismes et plaies des veines, les ouvertures articulaires, les écrasements osseux, les fractures communitives, les phlegmons diffus, les phlébites, les anthrax, la gangrène, les brûlures, et certaines maladies infectieuses.

Rigot a vu guérir, par la sérum de Marmoreck, une septicémie post-typhique.

Stèele, chez un enfant de 18 mois, qui à la suite d'une brûlure du mollet eut une gangrène aiguë septique du front, et un état général très mauvais, injecta 5 cent. cubes de sérum antistreptococcique. L'état général, qui était très mauvais, s'améliora immédiatement, et la gangrène fut enrayée. La guérison fut complète 12 jours après l'injection, bien qu'on dût pratiquer l'arthrotomie pour un épanchement purulent secondaire du coude droit. Une coupe, faite dans les tissus adjacents à la plaque gangréneuse, y montra de nombreux streptocoques (cité par Boix).

Denys a guéri 5 phlegmons très graves du membre supérieur. Dans deux, le sérum a été employé, comme dernière ressource avant l'amputation : dans un troisième, il a été employé, pour arrêter le processus, qui se dirigeait vers l'épaule, et menaçait de rendre impossible une amputation jugée nécessaire.

Dans un cas, le sérum fut injecté à la main, au poignet, dans les parties restées saines. L'injection fut suivie, dans les vingt-quatre à trente-six heures, de la chûte de la température, de l'arrêt du processus, et d'une suppuration de bonne nature.

Dans un cas désespéré de phlegmon du cou et de la face, Heatherley ne réussit pas, malgré une amélioration passagère.

On cite aussi plusieurs cas de péritonites septiques ou purulentes, en particulier un cas d'appendicite, dont la guérison a été obtenue par les injections de sérum. D'ailleurs les incisions nécessaires furent faites (Rondot, Grandin).

L'injection antistreptococcique serait aussi spécialement indiquée, dans les inflammations et phlébites infectieuses, qui succèdent aux anthrax de la face, qui présentent une gravité particulière, à cause de la communication avec les sinus de la base du crâne. Heatherley, dans un cas de ce genre, eût obtenu un succès complet, si son malade n'eût succombé, quelques jours après, à une superpurgation malencontreuse.

Les septicémies, qui succèdent aux inoculations septiques, à la piqûre anatomique, offrent aussi un champ d'action important à la sérothérapie, et la guérison, dans ces cas graves, compterait parmi les plus beaux succès. Dans un cas, que malheureusement vous connaissez, chez un de nos collègues, à la suite d'un petit anthrax du dos du poignet qu'on avait irrité et recouvert d'une couche de collodion, survinrent des accidents infectieux, d'abord, en apparence peu graves : frissons vespéraux, fièvre, inappétence, état subictérique, céphalalgie, engorgement ganglionnaire de l'aisselle. Comme il y avait, en même temps, un peu d'irritation trachéo-bronchique et quelques râles pulmonaires, on pouvait croire aussi à une attaque d'influenza. Cependant, le diagnostic s'éclaircit définitivement, quand, vers le dixième jour, on vit survenir un peu d'œdème et de rougeur, à la face interne du bras ; on reconnut une *phlébite infectieuse* de la veine brachiale.

Sans hésitation, un large débridement de 12 à 15 centimètres fut fait au thermo-cautère, sur le trajet de la veine ; en même temps, on fit, au voisinage, une injection sous-cutanée de 160 grammes de sérum plurivalent de Denys. L'effet fut d'abord excellent : la fièvre tomba, et l'état général devint meilleur ; le malade s'alimentait, prenait des viandes rôties, pendant que la plaie, soumise à des pulvérisations phéniquées, répétées trois fois par jour, se détergeait d'abord, et bientôt se couvrait, dans toute son étendue, de bourgeons rosés. Mais, après une quinzaine de jours, réapparurent de légères élévations de température de quelques dixièmes, survenant ordinairement le soir et la nuit. Puis, un jour, brusquement, éclata un grand frisson, avec claquement des dents et algidité; des collections purulentes apparurent au poignet et dans l'articulation du genou. Malgré l'arthrotomie, malgré des bains froids répétés pour abaisser la température qui, d'un saut, avait atteint 40°, malgré les soins empressés de tous, nous eûmes la douleur de perdre notre collègue.

Dans un cas analogue, mais à marche moins insidieuse, plus chronique, rapporté par Landouzy, le résultat de la streptothérapie fut plus heureux.

Un enfant, âgée de 8 ans, en proie à une infection pyohémique était porteur d'abcès multiples. Malgré l'ouverture de ces abcès, l'état général s'aggrave ; la courbe thermique présente de grandes oscillations qui atteignent le soir 40°6, pour redescendre le matin à 38°4 ou 37°.

A son entrée à l'hôpital, l'enfant offre les symptômes d'une infection pyohémique, avec fièvre intermittente symptomatique, albuminurie abondante, état général extrêmement grave. Le 13 septembre, c'est-à-dire au 24e jour de la maladie, on fit une injection de 7 cent. cubes de sérum de Marmorek. Le lendemain, la température continuant à monter on injecta 10 centimètres cubes ; le troisième jour, nouvelle injection de 10 centimètres cubes, le cinquième jour de 5 centimètres cubes. L'hyperthermie persista ; trois ou quatre abcès durent être ouverts. Ce n'est que le 20 septembre, après une dernière injection, que la fièvre s'arrêta, que les abcès cessèrent de se reproduire. L'enfant quitta l'hôpital guéri de sa pyohémie, sans que l'albuminurie eût augmenté.

Si l'on compare ces deux faits, si on en rapproche ceux que nous avons relatés plus haut, et qui nous sont personnels (1° Pyohémie grave et prolongée à la suite d'une tarsectomie; — 2° Arthrite tuberculeuse : Résection du genou, septicémie; guérisons par le sérum de Marmoreck), on pourra admettre l'opinion suivante : que, dans les septico-pyohémies à marche lente et progressive, ce sont moins les inoculations à dose massive de sérum antistreptococcique, que les injections à *doses journalières* et *continuées avec ténacité* jusqu'à cessation des accidents, qui ont chance de réussir.

SIXIÈME LEÇON

Le strepto-sérum dans l'infection puerpérale

La question, de l'inoculation du sérum anti-streptococcique, dans les infections puerpérales, a suscité de nombreux travaux, et les polémiques les plus vives. Les opinions les plus contraires ont été manifestées. Les uns, ont vanté les heureux effets de la médication. Les autres, après l'avoir essayée, l'ont déclarée de nulle valeur, prétendant que les accouchées *atteintes d'infection*, meurent autant qu'auparavant, et que, *à ce point de vue*, les statistiques, dans les maternités, ne se sont pas améliorées.

D'autre part, certains expérimentateurs ont voulu réglementer étroitement l'usage du sérum, et interdire toute intervention, prétendant que les effets du liquide immunisateur sur l'économie, en seraient troublés; des catastrophes sont survenues, malgré le sérum; et, comme il y avait, en outre, de nombreux insuccès, le découragement est venu, trop tôt, à notre avis.

Nous essayerons de vous expliquer, pourquoi les résultats heureux firent souvent défaut, et d'établir que les cliniciens commettraient une erreur grave, en abandonnant complètement le strepto-sérum, à cause de ses imperfections.

Vous comprendrez la diversité des résultats, quand je vous aurai montré, que l'infection puerpérale est *très variable dans ses causes et dans son intensité*.

Puis, j'établirai par quelques faits cliniques très précis, que le sérum possède une *action modificatrice*, souvent très puissante, sur les manifestations de cette redoutable maladie. Enfin, envisageant les faits dans leur généralité, je vous exposerai, sincèrement, les résultats obtenus par les divers cliniciens; et, j'essayerai de vous indiquer, d'après les faits, dans quelles circonstances, il faut user du sérum immunisateur, et, dans quelle mesure, on peut en espérer de bons résultats.

A) Les *fièvres des nouvelles accouchées* étaient jadis considérées comme épidémiques, causées par le génie morbide des grandes villes et des hôpitaux, par les miasmes et l'encombrement. Tarnier établit cliniquement la *contagiosité* de la maladie; et, c'est seulement, en 1872-76, que Quinquaud, Mayrofer, Haussmann, la démontrèrent expérimentalement, en inoculant à des animaux, les lochies de femmes mortes de péritonite puerpérale.

On chercha, dès lors, quel était l'agent infectieux de cette contagion: Vulpian et Tarnier ne purent le découvrir. Mais Mayrofer, Rolkytansky, Coze et Feltz, trouvèrent dans les lochies, des vibrions et des microbes à points isolés, ou en chaînettes, dans le sang des malades infectées.

Il faut arriver jusqu'à l'époque contemporaine, pour voir affirmer et établir, d'une façon précise, le rôle des agents microbiens, dans l'infection puerpérale. En 1879, Pasteur isola et cultiva les microbes des lochies. Doleris consacra à cette étude sa thèse inaugurale (1880), et montra *l'identité* du microbe de *l'infection puerpérale* et de celui de *l'érisypèle.* Chauveau, Doyen, Strauss, Sanchez Toledo, C. Franckel, et surtout Widal, établirent que toutes les manifestations de la fièvre puerpérale, aussi bien l'infection générale que les abcès, la péritonite, ou la phlegmasia, que les affections localisées, comme les formes généralisées les plus graves, étaient produites par le même agent microbien, par le streptocoque de l'érisypèle. — *Ainsi, était constituée, l'unicité de l'infection puerpérale, sous toutes ses formes.*

Mais, de ce qu'un même agent est susceptible de produire les différentes manifestations d'une infection, il n'en résulte pas qu'il ait seul ce néfaste pouvoir. De nombreux bactériologistes contemporains, ont trouvé, chez certaines accouchées atteintes d'infection puerpérale, le *staphylococque*, soit seul, soit *associé au streptocoque*. D'autres, ont trouvé un *vibrion septique*, un *proteus*, le *coli-bacille* et même le *gonocoque*. On a même décrit des infections puerpérales à *pneumocoques*. Il résulte des recherches plus récentes de Stoffeck, Doderlein, Ahlefeld, Walthard, Wable, Menge et Kronig, de Hoffmann, qu'*au point de vue des accidents puerpéraux*, quatre microbes agissent plus spécialement d'une façon nocive et prédominante : le *streptocoque*, le *staphylococque*, le *bacterium coli* et le *gonocoque*, celui-ci avec sa nocivité un peu spéciale.

Roger a montré que, le plus souvent, l'infection puerpérale résultait d'*associations microbiennes*, et récemment, Klein-Knecht (th. de Strasbourg, 1896), a admis, dans cette maladie, un *parasitisme multi-microbien*.

Dès lors, si tant d'agents divers sont susceptibles de produire la maladie, comment arrêter, d'une manière constante, son évolution, par l'injection d'un sérum, immunisateur contre une seule espèce microbienne. Il n'y *a pas de spécificité dans l'infection puerpérale* ; et, les infections à staphylocoques peuvent, comme celles qui sont produites par le streptocoque, entraîner la mort.

Disons cependant que le *streptocoque*, soit seul, soit associé, est, le plus ordinairement, le microbe de la fièvre puerpérale (dans la moitié des cas d'après les recherches de Marmorek).

Mais, d'autres difficultés surgissent contre la cure par le strepto-sérum.

Les infections varient d'intensité selon la *quantité* des microbes, et selon leur *virulence*. Watson Cheyne, avec une petite quantité de microbes de la septicémie des souris, produit, chez le lapin, un abcès local ; avec une culture plus riche, il n'a pas d'effet local, mais une maladie générale.

D'autre part, Roger, avec un streptocoque très virulent, produit une infection générale mortelle, sans lésion locale. En sorte que, on peut dire, avec Bouchard : *que plus l'infection est intense, moins est appréciable la lésion locale.* Le streptocoque est celui de tous les microbes rencontrés chez les malades infectées, qui pénètre le plus aisément dans les vaisseaux et dans le sang, (les autres sont pour ainsi dire filtrés par la muqueuse et le muscle utérin).

Il pénètre par la plaie placentaire, dans les vastes sinus veineux, mal oblitérés, dans les lymphatiques, très extasiés ; il diffuse, et infiltre, soit d'un coup, soit par étapes successives, l'appareil génital ; et finalement, il intoxique l'économie. Quelle rapidité d'action et quelle puissance ne faudrait-il pas, au strepto-sérum, pour l'arrêter et le combattre, dans ses pernicieux effets ?

Avant d'entrer dans l'examen détaillé des faits, il est utile de faire remarquer, que si les divers microbes pathogènes, que nous venons de citer, peuvent se rencontrer dans le vagin, il y a lieu de distinguer, avec Doderlein, que les sécrétions normales et pathologiques du vagin de la femme enceinte diffèrent par certains caractères ; de remarquer, avec Walthard, qu'il y a *plusieurs zones,* au point de vue bactérien, chez les femmes enceintes : une zone vulvaire et vaginale externe, très riche en microbes pathogènes ; une zone vaginale supérieure, où ils sont moins abondants ; la cavité cervicale elle-même serait occupée par un bouchon muqueux, dont la partie inférieure, trouble, jaunâtre et visqueuse, contiendrait encore des microbes et des leucocytes, mais dont la partie supérieure serait claire, limpide et *absolument libre de germes.* Le mucus du canal cervical, serait un milieu de culture défavorable, et quelque peu bactéricide. Ce sont les manipulations et le toucher génital, qui apportent les germes extérieurs, jusque dans le col, et provoquent l'infection. Au moment de l'accouchement, le *liquide amniotique* lave le canal génital, et entraîne les bactéries ;

mais, plus tard, les *lochies* constituent un excellent milieu de culture, surtout s'il y a eu des manœuvres obstétricales nombreuses, et s'il existe des plaies utérines, cervicales ou vaginales. Lorsque les lochies deviennent fétides, ce n'est pas, d'après Kronig, le streptocoque qui est l'agent de cette fétidité, mais le bactérium Coli.

A côté du mode d'infection, produit par le transport des germes pathogènes du dehors dans la cavité utérine, ou *hétéro-infection*, certains auteurs admettent qu'il peut y avoir une autre infection. Après l'accouchement, les germes contenus dans le vagin verraient s'accroître leur *virulence*, qui, allant toujours croissant, finirait par infecter la parturiente. Mais Veit combat vigoureuresent cette théorie, et montre avec quelle facilité, les germes du dehors, peuvent, après l'accouchement, pénétrer dans le vagin, et être l'origine de cette prétendue hétéro-infection. On peut cependant admettre, avec Chazan et Carpentier, que l'utérus, l'ovaire et les trompes, ont pu être infectées antérieurement, et être l'origine d'une infection *post-partum*. Ce n'est plus, à proprement parl.r, une auto-infection, mais une *réinfection*. D'après ces auteurs, il y a lieu d'ailleurs de distinguer deux formes principales d'infection, dans les suites de couches : *l'infection septicémique*, et, *l'infection putride*, due à la rétention des débris placentaires, et à la décomposition des matières organiques.

Mais, quelque soient le mécanisme et les agents des infections puerpérales, il importe de laisser parler les faits : ils nous montreront, mieux que toutes les conceptions théoriques, la valeur réelle de la sérothérapie anti-streptococcique.

B). — Etablissons d'abord, par quelques faits cliniques très suggestifs, très démonstratifs, que *les effets bienfaisants du strepto-sérum sur l'organisme des infectées sont réels*, au moins dans un certain nombre de cas.

Dans ce but, je vous ferai passer, sous les yeux, les courbes thermiques, recueillies par le professeur Landouzy, et publiées dans son traité de la Sérothérapie. Sans doute, la température n'est qu'un élément dans le concensus morbide, qui compose l'infection puerpérale : mais, il est assez spécial, assez caractéristique. Nous retrouvons-là, les grandes oscilliations que nous avons constatées dans l'érisypèle, qui n'est qu'une dermatite, mais qui est fonction de la streptococcie, comme la fièvre puerpérale. Or, dans les deux cas, la chute thermique, obtenue par l'injection du strepto-sérum, est considérable.

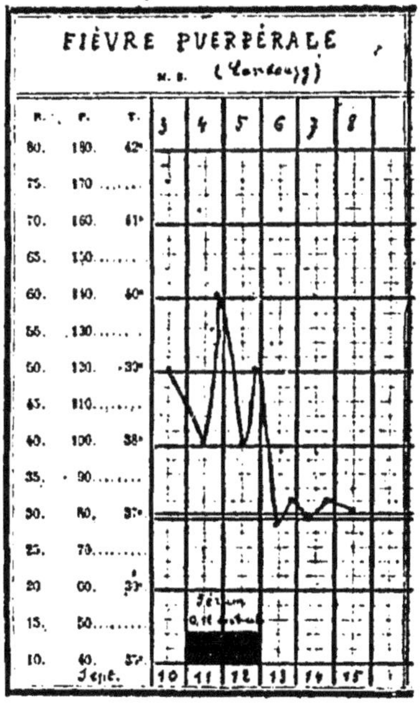

Le premier diagramme de température, que je vous présente, est relatif à une femme en couches dans un état grave. Le premier frisson avait eu lieu le lendemain de l'accouchement ; pendant deux jours, on fit des irrigations utérines sans grand résultat. (Voyez Fig. I).

Le quatrième jour, la température était à 40°. On injecte

12 cent. cubes de sérum ; le lendemain, injection de la même dose; le sixième jour, la température tombe à 37° et ne se relève plus. *Le sérum seul avait produit cet effet :* car on avait cessé les irrigations utérines. La malade guérit.

Dans le deuxième tracé, la sérothérapie n'est commencée que le huitième jour de la maladie, c'est-à-dire très tard. Pendant les sept premiers jours, on avait fait le traitement

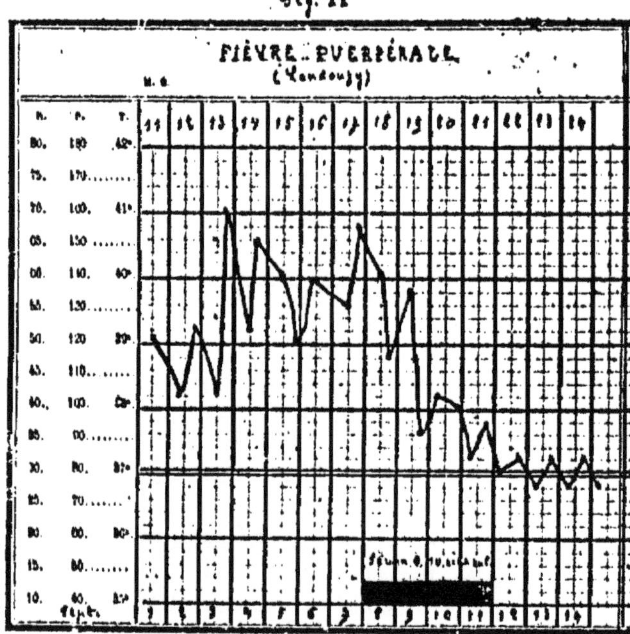

classique des irrigations utérines, et, vous voyez que, le thermomètre avait marqué entre 39° et 41°. (Voyez fig. 11). Les 8e, 9e, 10e et 11e jours, on injecte 10 centimètres cubes de sérum, et on cesse tout traitement local : dès lors, la température revient à la normale, et la guérison s'effectue sans incident. Landouzy fait remarquer, avec raison, qu'il n'y a eu ni phlegmon, ni endocardite, ni néphrite, ni aucune des séquelles, si communes, dans la fièvre puerpérale.

Le troisième graphique est très instructif. Chez une infectée, qui avait le périnée très déchiré et la plaie recouverte de fausses membranes, qui s'étendaient jusque dans le vagin, on ne fait appel au strepto-sérum, que le 5e jour, après le premier frisson ; on avait jusque là fait, selon la méthode de Tarnier, des injections iodées intra-utérines, des badigeonnages iodés de la plaie.

Le 5e jour, on injecte une première dose de 20 cent. cubes

Fig. III

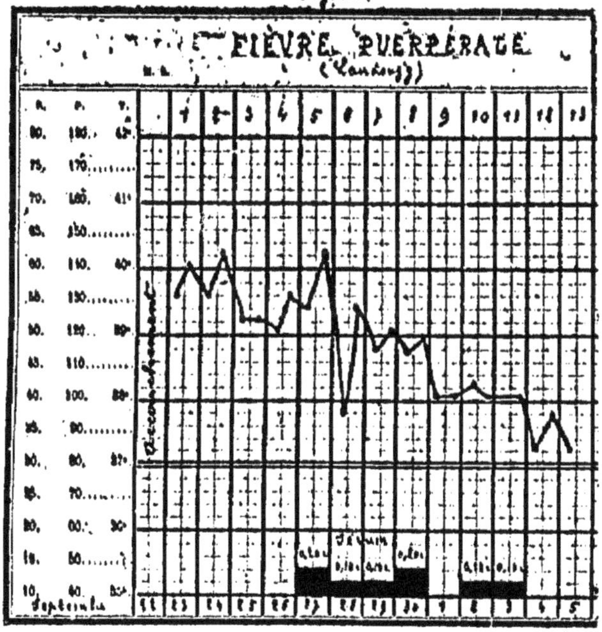

FIÈVRE PUERPÉRALE

de sérum ; et déjà la température descend à 37° (Voyez Fig. III) le lendemain, pour remonter un peu ; les 6e et 7e jours on inocule 10 cent. cubes ; la défervescence se fait attendre ; le 8e jour on pousse 20 cent. cubes ; et, dès lors, la chute de la température se fait progressivement, l'état général s'améliore, et la malade guérit.

Voici, enfin, un quatrième graphique, relatif à un cas

observé par deux de nos confrères de la ville, les Drs Ausset et Rouzé. Une jeune femme de 23 ans, huit jours après un accouchement normal, est prise de frissons avec ballonnement douloureux du ventre, température à 40°5, pouls filiforme, à 160; lochies fétides, abattement, dyspnée; tuméfaction douloureuse des articulations, diarrhée et *phlegmasia alba dolens*. On fait une première injection de 20 cent. cubes, et, les jours qui suivent de 10 cent. cubes, à quatre reprises

Fig. IV

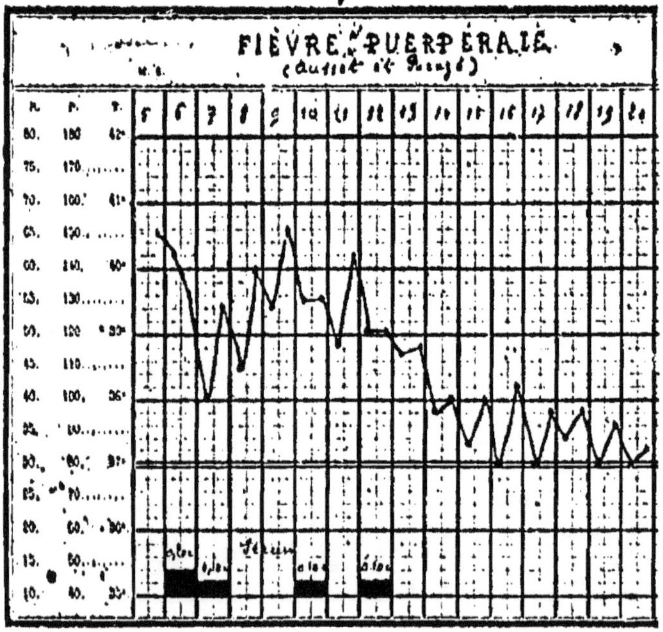

FIÈVRE PUERPÉRALE
(Ausset et Rouzé)

différentes; la courbe baisse, et revient progressivement à la normale. La malade eût plusieurs abcès volumineux, dans le pus desquels, on trouve le streptocoque. Elle guérit après une convalescence un peu longue. (Voyez Fig. IV.)

Je me limite à ces quatre faits très suggestifs (j'y pourrais joindre deux cas de septicémie *post-abortive*, observés par vous dans mon service, où la chute de la fièvre a été rapidement obtenue par le sérum) : ils démontrent péremptoirement, que le strepto-sérum seul, a une action manifeste, sur l'évolution de certaines septicémies puerpérales, même d'une gravité indiscutable.

C'est donc, à bon droit, que nous devons nous occuper d'une médication, qui a de tels effets. Mais il nous faut aller plus loin, et rechercher dans quelle mesure, elle est susceptible de procurer des guérisons.

C.) — Il me suffira, dans ce but, de vous exposer clairement les résultats obtenus par les divers observateurs, soit dans les maternités, soit dans la clientèle privée.

Les inventeurs du sérum antistreptococcique, les premiers, eurent un certain nombre de résultats heureux, qui provoquèrent un vif intérêt pour la méthode. Dans une seconde période, les accoucheurs et les médecins des maternités publient leurs statistiques, et élèvent des critiques assez vives; d'après eux, le sérum est insuffisant, et ne donne pas les résultats attendus ; pour quelques-uns, c'est une véritable déception ; et, aussi bien à l'étranger qu'en France, on tend à proclamer son inefficacité, au moins dans les cas graves. Enfin, dans une troisième période, les expérimentateurs cliniciens, apportent des faits nouveaux, qui précisent mieux, à notre avis, les effets qu'on doit attendre de la sérothérapie, dans les infections puerpérales.

Première période. — Les premiers essais de sérothérapie, dans la puerpéralité, furent ceux de *Roger* et *Charrin*, avec leur sérum spécial préparé chez un mulet. Ils obtinrent la guérison de deux accouchées, atteintes de septicémie puerpérale grave, sans localisation précise (février 1895). *Josué* et *Hermary*, *Jacquol*, de Creil, ont des succès semblables ; mais, ainsi que le fait observer le professeur Pinard, *Charrin* et *Roger*, ne renseignent pas sur le traitement local utérin, employé en même temps ; et, *Josué* et *Hermary* font une injection intra-utérine de bi-iodure mercurique, bientôt suivie de défervescence.

Marmoreck, peu de temps après, fait aussi connaître ses résultats. Il est amené à diviser les fièvres puerpérales en infections diverses, selon l'agent bacillaire qui en est l'origine, et il en fait ainsi la répartition :

7 cas de streptocoque seul : mort = 0 ;

3 cas d'association du streptocoque et du coli-bacille : morts = 3 ;

5 cas d'association du streptocoque et du staphylocoque blanc ou doré : morts = 2 ;

1 cas de coli-bacille seul : mort = 1.

Il semble, d'après ces résultats, que le strepto-sérum ne soit réellement et sûrement efficace que dans les *seules* infections streptococciques.

Cette constatation l'amène à formuler les préceptes suivants :

1° Avant toute inoculation, nécessité de pratiquer l'examen bactériologique ;

2° S'il est reconnu que l'agent infectieux est le streptocoque, faire l'injection à une époque aussi rapprochée que possible du début de la maladie ;

3° S'abstenir absolument de toute manœuvre d'antisepsie utérine.

Les observations et les critiques ne tardèrent pas à se manifester, contre ces préceptes trop rigoureux de *Marmoreck*.

On fit remarquer qu'il n'est pas toujours aisé de faire l'examen bactériologique, quand il s'agit d'infection puerpérale. Où rechercher le streptocoque? Dans le sang? il peut y manquer ou ne s'y montrer que d'une façon intermittente. Dans l'utérus? Widal a montré, que c'est très rarement, qu'on le rencontrait, dans la cavité utérine, à l'état de pureté; le plus souvent, la flore bactérienne y est très riche ; on y constate : staphylocoques, coli-bacilles, proteus, vibrions, etc. — et, ainsi que le remarque encore cet auteur, ce n'est qu'après avoir traversé la muqueuse utérine, qui sert pour ainsi dire de filtre aux autres microbes, qu'on le retrouve à l'état de pureté, dans les lymphatiques et les sinus veineux. De plus, si on veut faire un examen bactériologique consciencieux, il faut au moins vingt-quatre heures ; et, c'est perdre un temps précieux, dans une maladie à marche aussi rapide que l'infection puerpérale.

D'autre part, on n'est pas toujours dans la possibilité d'injecter le sérum dès le début ; car, c'est souvent après avoir été infectée au dehors, et après plusieurs jours d'attente, que les malades sont apportées dans les Maternités, déjà en pleine infection confirmée.

Mais, c'est surtout le précepte de s'abstenir de tout traitement intra-utérin, qui provoqua la plus vive opposition. En faisant des injections intra-utérines, ou des curettages, disait Marmoreck, vous déplacez les caillots oblitérateurs des sinus de la plaie placentaire, et vous favorisez la pénétration, dans le sang, des microbes et de leurs toxines. Le fait est vrai quelquefois : car, après une intervention de ce genre, intempestive, on a vu survenir un grand frisson, la température s'élever, l'infection redoubler, et le dénouement fatal en être précipité ! — Mais, ce n'est là qu'une exception, qu'on peut observer dans certains cas rares, encore mal déterminés. Il est plus fréquent, constant même, de voir les débris placentaires restés dans l'utérus, entretenir la fièvre et l'infection. Celles-ci, au contraire, cessent, dès qu'ils ont été enlevés par la curette.

La désinfection intra-utérine doit être faite avec prudence, par une main expérimentée, et seulement dans les cas où l'indication est formelle : mais, s'en abstenir systématiquement, c'est aller contre tous les préceptes de l'antisepsie chirurgicale. Des manœuvres douces et bien conduites, ne doivent pas plus être interdites dans l'utérus des infectées, que dans la gorge des enfants atteints de diphtérie, pour en détacher les fausses membranes, et faire de l'antisepsie locale.

Bientôt, d'ailleurs, les faits donnèrent tort à *Marmoreck*. *Rebreyend* rapporte à cet égard un fait très instructif, observé dans le service du docteur Lesage. Une jeune femme, primipare, entre au troisième jour d'une infection puerpérale, plutôt modérée dans ses allures. L'état général était satisfaisant, l'utérus peu gros et peu sensible, les lochies sanguinolentes et non fétides. La malade affirmait énergiquement, d'ailleurs, que la délivrance avait été complète. Devant ces symptômes peu alarmants, on se contenta de faire, *uniquement*, des injections de sérum de Marmoreck. On les renouvela chaque jour. Les résultats, d'abord, ne furent pas mauvais : la température baissait chaque fois, mais, pour se relever quelques heures après. Mais, au bout d'une semaine, on s'aperçût que l'état général devenait moins bon ; la malade s'affaiblissait et eût quelques vomissements verts ; le pouls s'accéléra. On se décida tardivement au curettage ; on ramena quelques débris placentaires, sans grande fétidité. Malgré des lavages intra-utérins, des injections de sérum artificiel, la malade succomba au 17e jour. L'autopsie montra une cavité utérine tapissée d'un produit pseudo-membraneux et purulent ; les trompes étaient parfaitement saines : une péritonite généralisée, dont le pus ensemencé donna lieu à des cultures de streptocoques et de coli. La malade avait reçu depuis le début des accidents, 200 gr. de sérum de *Marmoreck*. Il est permis de penser, ajoute *Rebreyend* qu'une intervention précoce et complète, aurait eu, dans ce cas, les plus grandes chances d'empêcher la péritonite et de sauver la malade ; alors que le sérum antistreptococcique bornait ses effets à des chutes thermiques éphémères, sans avoir aucune influence efficace sur la marche de l'infection.

Postygovkloff, médecin russe, dans un cas de fièvre puerpérale à streptocoques, obtint d'abord un effet favorable par le sérum ; mais la température remonta : la malade ne fut définitivement guérie que par un curettage.

Dans un cas de *Durante* et *Siron*, la déferverescence fut obtenue par le serum, et, cependant, la malade mourut.

Chaleix s'abstient de tout traitement local dans un cas de fièvre puerpérale grave, et injecte, pendant plusieurs jours 10 cent. cubes de sérum de *Marmorek* : malgré cela, la température monte à 39°, puis à 40° ; le pouls est à 120, 140. Il n'obtient la guérison que par le retour aux moyens classiques, et par l'emploi des injections de *sérum artificiel*.

Deuxième période. — La discussion, élevée au sein de la *Société obstétricale de France* (10 avril 1896), fournit à *Charpentier* l'occasion d'apporter une statistique importante, en comparaison avec celle de *Marmorek*. Elle comprend 40 cas de fièvre puerpérale grave. On a, concurremment au sérum, mis en usage les traitements ordinaires : lavages, curettages, injections de sérum artificiel, etc. « D'après *Charpentier*, dans la majorité des cas, l'action du sérum sur le pouls et la température n'a été souvent que passagère, sinon tout à fait nulle ; il n'y a pas eu d'influence fâcheuse sur les reins. » Voici maintenant les résultats généraux : Sur 40 cas, 22 guérisons, 17 morts, soit une mortalité de 42,56 % ; ou mieux, en retranchant les cas où le sérum a été trop tardivement employé, une mortalité de 32 %. — En tenant compte de l'espèce microbienne, qui causa l'infection, on arrive aux résultats suivants : streptocoque pur, 43,75 % ; streptocoque associé, 50 %.

Bar et Tissier, dans la même séance, annoncent qu'après l'emploi du sérum de Marmorek ou de Roger, sur 16 cas d'infection puerpérale, ils ont eu 6 guérisons et 9 morts.

Gaulard a obtenu un succès complet ; mais, dans un autre cas, a eu un décès, avec des vomissements incoercibles ; la malade était cependant en pleine défervescence.

Eustache dans trois cas graves, communiqués au Congrès de Marseille, a vu survenir la mort, malgré l'injection de doses réitérées de sérum.

Ces résultats des statistiques, produits par les accoucheurs, ne sont pas brillants, si l'on songe que d'après *Charpentier*, la mortalité chez les femmes infectées est, sans la sérothérapie de 42,62 % à 35,25 % et d'après Budin de 47,75 % à 50 %.

Aussi, peut-on conclure, qu'à cette époque, l'opinion des accoucheurs se montra peu disposée en faveur du sérum de *Marmoreck*, et surtout de sa méthode trop exclusive.

Seul, le professeur *Pinard*, qui employait le sérum de *Marmoreck* dans son service, comme *préventif*, dans les cas où il avait à redouter quelque complication (rétrécissement du bassin, insertion vicieuse du placenta, présentation fâcheuse), dans son mémoire avec Wallich, exprime un jugement un peu différent. « Quelque soit la force du sérum, écrivait-il, on peut dire *a priori*, qu'il y aurait intérêt à limiter son action contre les microbes et le poison déjà absorbé, après avoir, *par le traitement local*, empêché la reproduction de ces microbes et de ces poisons, en combattant la repullutation microbienne sur la surface de l'utérus et du vagin. »

Troisième période. — Les expérimentateurs cliniciens, poursuivent les applications de leur sérum, en pathologie humaine. Les résultats qu'ils obtiennent sont présentés avec plus de réserve : on a compris que, dans la médecine humaine, les altérations organiques produites par la maladie, sont plus complexes, et qu'on ne peut s'attendre à des solutions aussi simples, que lorsqu'il s'agit d'un fait expérimental provoqué chez l'animal.

Au congrès de Bordeaux, *Roger* annonce que dans 10 cas de cure par le sérum, le traitement commencé parfois tardivement, a donné 9 guérisons, une seule mort ; sans doute, parmi ces malades, plusieurs auraient certainement guéri sans sérum, mais il en est quelques-unes chez lesquelles les phénomènes présentaient une gravité extrême..... Seulement, pour obtenir des effets thérapeutiques, il faut employer des doses considérables de sérum : introduire 60 centimètres cubes par jour, 30 le matin, 30 le soir.

C'est la première fois que le conseil du *traitement intensif* de la septicémie puerpérale dans les cas graves, par les *hautes doses*, est émis ; nous verrons, plus tard, *Denys* de Louvain, l'accentuer encore; on espère ainsi diminuer les insuccès.

Roger décrit ainsi les effets du sérum dans les cas heureux :

« Localement, la plaie vulvaire se modifie : elle se déterge, et prend un bon aspect : dans un cas, où des fausses membranes tapissaient la vulve et le vagin, on vit les exsudats, qui adhéraient d'une façon intense, se détacher facilement, absolument comme lorqu'on a injecté du sérum antidiphtéritique dans les angines.

» En même temps, l'état général s'améliore ; les malades éprouvent un sentiment de bien-être ; la peau devient moite. Les modifications de la température sont assez variables ; dans quelques cas, la fièvre a peu été influencée; ailleurs, elle s'est abaissée progressivement ou brusquement ; il faut quelquefois des injections multiples, pour amener l'arrêt définitif des accidents. Enfin, chez toutes les malades qui ont guéri, la convalescence d'ordinaire si longue à la suite de la fièvre puerpérale, fut remarquablement courte. »

Au Congrès de Moscou, *Denys*, de Louvain, supputant les 30 cas de fièvre puerpérale, qu'il avait eu à traiter par son *sérum pluriealent*, les divise en cas *légers*, cas *moyens*, cas *graves*.

Cas légers. — Un médecin des environs de Louvain avait observé dans sa clientèle, chez plusieurs accouchées, des infections puerpérales, en apparences bénignes, qui, peu à peu, s'étaient aggravées et terminées par la mort. Les symptômes n'avaient d'abord consisté, que dans une fièvre légère, un malaise général, et un peu de sensibilité du bas-ventre, sans localisation distincte. Plus tard, il observa encore cinq de ces cas : il traita les malades par une injection de 50 à 100 cent. cubes de sérum, et obtint la guérison de quatre d'entre elles, en 48 heures.

Cas moyens. — Ils furent caractérisés par une fièvre élevée de 39°-40° degrés, et une exsudation dans les ligaments larges. Ils furent traités, en différentes périodes, par 100 à 200 cent.

cubes de sérum, et l'exsudat entra en régression, tandis que la fièvre tombait graduellement. Il eut ainsi cinq succès.

Cas graves. — Ils se rapportent le plus souvent à des infections, dont la gravité faisait prévoir l'issue fatale, à bref délai. Souvent, les médecins n'eurent recours au sérum qu'*in extremis*, après avoir épuisé les autres moyens thérapeutiques. Les malades présentaient une fièvre intense depuis plusieurs jours, un empoisonnement profond, un pouls à 120, 130, 140. Le sérum a presque toujours produit une amélioration, en 12 à 24 heures, souvent très marquée, faisant espérer la réussite : mais après, l'empoisonnement reprenant son cours, la mort survenait en 24 à 48 heures.

Malgré les insuccès de la sérothérapie, dans ces cas graves, *Denys* est d'avis : 1° qu'on doit cependant ne pas abandonner les malades, et tenter l'injection à forte dose ; parce qu'on peut espérer arriver ainsi, à enrayer l'infection, en injectant, dès le début, et avec persistance, des doses massives ;

2° Si on ne peut couper l'infection, on pourra voir survenir une guérison lente, ou provoquer celle-ci, alors que la nature ou les moyens thérapeutiques se seraient trouvés au-dessous de leur tâche ;

3° On peut empêcher l'extension du foyer, par l'immunité conférée aux régions voisines encore saines, et empêcher les métastases, par l'immunité conférée à tout l'organisme : car, dans le sang, le sérum rencontre les leucocytes, qui charrient les petites aggrégations microbiennes, et qui forment les embolies, origines des collections purulentes ;

4° Enfin l'action antitoxique du sérum protègera les organes importants, tels que le cœur et le système nerveux, contre les poisons du streptocoque.

En résumé, on peut attendre du sérum des effets immédiats et des effets éloignés, des effets curatifs et des effets préventifs, des effets microbicides et des effets antitoxiques.

Et, convaincu des bons effets de la sérothérapie et de la puissance de son *sérum plurivalent*, *Denys* formule les conseils suivants :

1° Dans tout cas d'infection, qui semble réclamer l'action de la sérothérapie, être fixé, autant que possible, sur l'espèce microbienne qui produit la maladie, et avoir recours à l'examen bactériologique. Mais si le danger pressait, avoir recours à l'injection sans attendre le résultat de l'examen ; 2° Ne jamais attendre, pour la faire, qu'elle soit compromise par les progrès de l'infection ; 3° Donner, en une fois, ou à courts intervalles, 100, 200 cent. cubes, s'il le faut. S'il y a des craintes pour la réaction, qui peut survenir huit à quinze jours après l'injection, mettre sa responsabilité à couvert, en exposant au malade ou à sa famille, les désagréments auxquels la méthode peut donner lieu, et en leur laissant choisir entre une abstention qui est ou qui peut devenir dangereuse, et une intervention assurément beaucoup moins redoutable. Les hautes doses de sérum, quoique étant quelquefois suivies de réactions violentes et prolongées, n'ont jamais produit de symptômes « devant donner des appréhensions pour la vie du sujet ».

Nous croyons, quant à nous, que la prudence doit être *le guide en thérapeutique* — et à cet égard, le cas, signalé par *Gaulard*, peut donner à réfléchir, bien qu'il n'ait pas été suivi d'autopsie : sa malade, guérie de son infection par le sérum, mourut subitement, sans qu'aucune cause puisse expliquer ce dénouement imprévu.

Les conseils, donnés par Roger, sembleront plus facilement acceptables, aux cliniciens.

« Le sérum antistreptococcique, dit-il, est un *adjuvant utile*, dans le traitement de la fièvre puerpérale.

» Seulement, nous ne croyons pas qu'il faille s'en servir, à l'exclusion de tout autre moyen thérapeutique. Nous pensons qu'on *devra utiliser* tous les *moyens de traitement*, suivant les cas et suivant les indications. Le curettage, qui pourra ramener des débris placentaires souvent remplis de microbes les plus divers, les lavages intra-utérins, l'antisepsie gastro-intestinale, les bains froids. — Nous ajouterons, les injections de sérum artificiel.

» Pour obtenir de bons effets du sérum, il ne faut pas attendre le dernier moment : intervenir, dès le début des accidents, (injecter de hautes doses dans les cas graves), combiner la sérothéraphie avec les autres méthodes de traitement : voilà, selon nous, la ligne de conduite en face d'une fièvre puerpérale, ou plutôt, d'une accouchée, qui fait de la fièvre. »

Nous remplacerions volontiers, avec la plupart des médecins, l'expression *hautes doses*, par celle de *doses suffisantes.*

J'ai terminé, Messieurs, l'exposition des résultats, obtenus en clinique, dans les infections puerpérales, par la sérothérapie anti-streptococcique. Il me reste, à vous en présenter la synthèse, par quelques conclusions générales.

Le *strepto-sérum*, est un agent thérapeutique, qui peut être employé, avec avantage, dans les infections puerpérales. Il a souvent une action manifeste, sur la température et sur l'état général. — Mais, ainsi que le faisait remarquer mon collègue, M. le professeur Eustache, d'une manière très juste et très précise, le *sérum* n'est pas *l'antidote* promis par les expérimentateurs. Il devra être perfectionné ; il reste trop souvent inefficace, dans les cas graves.

La cause des insuccès, n'est pas due uniquement à l'insuffisance de son pouvoir anti-toxique, ou à l'excès de virulence des agents microbiens, ainsi qu'à leur multiplicité. Elle réside, encore, dans le processus de l'infection elle-même, qui n'est pas en surface, comme dans la streptococcie de l'érisypèle ; mais, qui est profonde; qui, tantôt rapidement, tantôt par étapes, pénètre dans l'intimité des tissus et des organes, où elle se développe et se cantonne, formant des foyers divers, qui entretiennent la septicémie. On trouve, selon les cas, le streptocoque à la surface de l'utérus, dans la plaie placentaire, dans les veines et les lymphatiques, dans le parenchyme, dans le tissu cellulaire, dans les conduits salpyngiens, dans les ovaires, ou dans le péritoine.

Pour obtenir la guérison des malades, ce n'est pas seulement l'empoisonnement qu'il faut combattre : il faut aussi détruire les foyers locaux, *qui en sont la source incessante*.

On peut dire, en un mot, que les indications chirurgicales, sont souvent aussi pressantes, que le traitement général. En face d'une *fièvre puerpérale grave*, il est nécessaire, le plus souvent, du concours du thérapeute et de l'opérateur.

SEPTIÈME LEÇON

Le strepto-sérum contre les néoplasmes, et dans les maladies internes. — Les accidents sérothérapiques. — Conclusions.

Le désir d'être complet en ce qui concerne les résultats, en clinique, du strepto-sérum, m'amène à vous parler encore, d'une façon sommaire, de son emploi :

1° Contre les tumeurs malignes ;

2° Dans quelques affections médicales : la scarlatine, les angines et les broncho-pneumonies. — Je terminerai en vous disant quelques mots du strepto-sérum préventif, et des accidents observés dans la sérothérapie anti-streptococcique.

I. — Du strepto-sérum contre les tumeurs malignes.

Les cliniciens ont signalé, depuis longtemps déjà, l'affaissement, la disparition de tumeurs, après un érisypèle ayant envahi la région. Dans un but thérapeutique, Fehleisen avait été jusqu'à inoculer l'érisypèle à des cancéreux. William Colez, chirurgien américain, leur injecte des *cultures virulentes* et des *toxines*, faisant ainsi de la *bactériothérapie* et de la *toxithérapie*.

En 1895, deux chirurgiens allemands, Emmerich et Scholl, annoncèrent qu'ils avaient découvert, dans un strepto-sérum particulier, un sérum anti-cancéreux, qui leur avait donné de nombreux succès. Ils empruntaient ce sérum à des moutons de l'espèce mérinos, qu'ils avaient immunisés contre l'érisypèle.

Pour ces auteurs, sarcômes et cancers disparaissaient,

fondaient sous l'influence de leur sérum : le sarcome en particulier, la variété fusiforme, était surtout modifiée. Ils n'avaient échoué que dans deux cas, où il y avait déjà généralisation ou fonte gangréneuse des tissus. D'ailleurs, on observait aucun accident; on injectait journellement, 5 centimètres cubes, pour les petites tumeurs, et 25 centimètres cubes, pour les grosses; pas de fièvre, peu de céphalalgie, ni d'inappétence. Au contraire, l'état général s'améliore. Localement, on observe une rougeur limitée, un érisypèle expérimental, aseptique, qui s'éteint de lui-même, en un jour ou deux.

L'usage du sérum ne contreindique en rien l'action chirurgicale : car l'ablation est le meilleur moyen de délivrer l'organisme d'un néoplasme; mais il complète ses effets, en mettant le malade à l'abri de la récidive, en détruisant les foyers inaperçus, et les parasites en voie de dissémination.

Des protestations énergiques ne tardèrent pas à s'élever contre les résultats annoncés par Emmerich et Scholl. Angerer, dans le service duquel ces auteurs avaient poursuivi leurs tentatives, déclara que les succès affirmés étaient inexacts. — Bruns, ayant traité 6 cas de cancers ou de sarcômes, par le sérum d'Emmerich, ne constata ni arrêt de développement, ni diminution du volume de la tumeur. Dans la majorité des cas, à la suite des inoculations, il observa de la fièvre et des symptômes menaçants : dyspnée, cyanose, etc. D'ailleurs, on lui avait remis des échantillons de sérum imparfaitement stérilisés, car la culture y développa des coques. — Peterson eût des déceptions analogues.— Freymuth se montra plus favorable : mais, un de ses malades, atteint de cancer de la langue, vit survenir un ramollissement de sa tumeur, et mourut; un autre, eût un érisypèle très grave.

Schuller aurait vu disparaître un cancer du sein ; il y eût, auparavant, un érisypèle local et un abcès volumineux, l'état général de la malade devint excellent, et elle augmenta de 5 kilogrammes.

Quelque temps après, Emmerich et Scholl, publièrent une nouvelle série de cinq observations favorables ; mais ils avaient modifié leur méthode. Après avoir fait, pendant quelques jours, des injections de sérum dans la tumeur, ils inoculent des streptocoques virulents, qui ne provoquent qu'un érisypèle bénin, grâce à l'immunisation préventive obtenue par le sérum. — Reyneboth, Rydygier, Jacksch, n'ont eu aucun résultat avec le second sérum d'Emmerich. Chez un de ses malades, le dernier de ces auteurs eût un collapsus tellement grave, que le traitement dût être suspendu. Les autres malades eurent des frissons, de la fièvre et des phénomènes si intenses, qu'ils ne voulurent plus qu'on continuât les injections. — Ziemacki a employé le sérum dans 20 cas (6 sarcomes, 14 carcinomes) ; dans aucun, il n'a eu de bons résultats. La tumeur a continué son évolution. Les ulcérations n'ont montré aucune tendance vers la cicatrisation. Enfin, le traitement ne lui a pas paru inoffensif : un lymphosarcome s'est généralisé rapidement, et la plupart des malades ont eu des symptômes fâcheux ; si on l'emploie chez des cachectiques, des affaiblis, il précipite le dénouement.

Il faut conclure de tous les faits relatés par ces divers observateurs, que le sérum anti-cancéreux d'Emmerich et de Scholl, n'a pas eu les résultats heureux qu'en attendaient ses inventeurs. — Il en sera ainsi de tous les sérums de ce genre, tant que la pathogénie des tumeurs sera aussi peu avancée qu'elle l'est actuellement. Si la *parasitologie* des cancers est un jour nettement établie, rien ne démontre que c'est à un sérum, que la thérapeutique aura recours, pour en obtenir la guérison. C'est du moins une opinion qu'il est logique d'émettre, après les recherches si méthodiques, si suivies, de Richet et d'Héricourt, dont les essais, avec leur sérum anti-cancéreux, sont restés complètement infructueux (1895).

II. — Le strepto-sérum dans la scarlatine

La scarlatine, n'est pas, à proprement parler, une streptococcie, bien que quelques auteurs l'aient prétendu ; mais. on trouve fréquemment, et en abondance, dans le sang des scarlatineux, des streptocoques, qui, d'après Méry, différeraient cependant, par quelques caractères, des streptocoques vulgaires. De plus, nombre de complications de la scarlatine, les angines, les suppurations, sont fonctions du strectocoque. C'est donc surtout contre certaines complications de la scarlatine, que Marmoreck a eu l'idée d'employer son sérum.

Les résultats qu'il a obtenus, dans le service de Josias, à l'hôpital Trousseau, ne sont pas défavorables à sa doctrine, mais ils sont peu précis. Les effets les plus nets du streptosérum qu'on injecta par dose ordinaire de 10 cent. cubes par jour, quelquefois 20 cent. cubes dans les cas graves, (on a été jusqu'à 70, 80 et même 90 cent. cubes), ont été les suivants : amélioration et guérison rapide des angines, en deux ou trois jours ; les bubons disparaissent rapidement et ne suppurent pas ; l'albuminurie cesserait après deux ou trois injections ; enfin, la température s'abaisserait, mais la fièvre persisterait, entretenue par le *virus scarlatineux, que ne saurait combattre le streptosérum.*

Josias se montre moins satisfait : il a traité systématiquement 49 enfants *scarlatineux* par un sérum antistreptococcique, provenant du mouton, que lui a fourni M. Nocard, et 96 autres enfants par le sérum de Marmoreck. Il a eu les résultats suivants :

Pas de sérothérapie............	Mortalité	5,81 0/0
Sérum de mouton (Nocard) ...	—	2,08 0/0
Sérum de cheval (Marmoreck).	—	5,31 0/0

Il conclut ainsi : « Si, à vrai dire, les angines pseudo-membraneuses ont paru s'améliorer plus rapidement ; (on emploie parfois concurremment le sérum de Roux, s'il y avait du bacille de Lieffber) ; si les adénopathies, se sont résorbées sans suppurer, je n'ai pu cependant observer aucun effet sérieux, ni sur l'albuminurie, ni sur la température, ni sur l'évolution générale de la maladie.

Baginsky, Rappaport, en Allemagne, ont fait aussi de la sérothérapie dans la scarlatine : ils ont, comme Jo ix, constaté des améliorations de certains symptômes secondaires, mais, dans les cas graves, dans les formes hypertoxiques, les résultats ont été nuls.

Combemale a vu de très bons effets dans trois cas d'angine pultacée, d'origine scarlatineuse, Chez un enfant gardé comme témoin, l'angine persista ; la desquammation se prolongea, et il y eût de l'albuminurie. Au 17e jour, on lui fit une injection de sérum, et le surlendemain, angine et albuminurie avaient disparu.

Polyevtkoff, dans 13 cas, a eu des résultats peu favorables.

En résumé, dans la scarlatine, si le sérum de Marmoreck a eu quelques avantages, ils ont été peu prononcés, soit que le streptocoque diffère, soit que le streptocoque associé à l'agent de la scarlatine acquière, par cette association, d'autres propriétés, ou plutôt que le strepto-sérum ait les siennes annihilées par le virus scarlatineux.

III. — Le strepto-sérum dans les affections streptococciques des muqueuses. (Angines et bronchopneumonies).

De même qu'on a traité et guéri les angines et les bronchopneumonies diphtéritiques, engendrées par le bacille de Lœffler, par les injections de sérum de Roux, de même on a essayé d'arrêter, dans leur évolution, certaines angines et broncho-pneumonies streptococciques.

On a ainsi substitué, ou plutôt ajouté à la *thérapeutique symptômatique*, la *thérapeutique spécifique*, selon la juste remarque de Landouzy. Cètte substitution, d'une médecine à l'autre, est due aux progrès de la bactérioscopie. Pour agir avec quelque précision, il est nécessaire donc, de faire l'examen des fausses membranes, des crachats, de l'exsudat broncho-alvéolaire. On doit faire aujourd'hui de la bactérioscopie, comme on fait de la stéthoscopie.

Parlons d'abord des *angines*.

Il résulte des statistiques de Landouzy et de son élève Nicolle, qu'un grand nombre d'angines blanches, pseudo-membraneuses, sont d'origine streptococcique, soit pure, soit associée. Sur 860 cas d'angines blanches, recueillis par le laboratoire de la *Presse médicale* et communiqués par Landouzy à l'Académie de médecine (juillet 1895), 364 fois seulement, on a trouvé le bacille de Læffler, soit 42.2 % de diphtérie ; 397 étaient d'origine streptococcique (79 streptococcie pure ; 25 fois association avec la diphtérie ; 293 à d'autres microbes). Nicolle, de Rouen, en totalisant les cas qui lui ont été adressés par les médecins de Normandie (693 cas), arrive aux proportions suivantes : Angines diphtériques, 51.68 % ; angines non diphtériques, 48.32 %. On voit donc que, dans *presque la moitié des angines blanches, on est en présence du streptocoque, soit pur, soit associé.* On est conduit naturellement ainsi, à se demander quel est, dans ces circonstances, le résultat de la sérothérapie anti-streptococcique.

Répondons d'abord, par quelques exemples empruntés à Landouzy. Une petite fille entre à l'hôpital : la gorge, les pilliers sont tapissés de fausses membranes grisâtres, ressemblant absolument à celles de la diphtérie. L'examen bactériologique dit : *pas de diphtérie, streptococcie pure.* Or, avant cet examen, on pratiqua une injection de 20 cent. cubes de sérum de Roux, qui resta absolument sans effet. Le lendemain, la température étant à 39°4, on injecta 10 cent. cubes de sérum de Marmorek, autant le surlendemain. L'amélioration locale et générale fût alors rapide, et la défervescence se produisit : en huit jours, l'enfant était guérie.

Autre cas semblable : enfant de 6 ans ; fausses membranes angineuses et troubles laryngés. On croit à la diphtérie ; on injecte 20 cent. cubes de sérum de Roux ; le lendemain, nouvelle dose de 10 cent. cubes : pas de guérison. C'est le 6e jour seulement qu'on reconnait avoir affaire à des streptocoques ; la température était alors à son acmé ; on fait une injection de sérum de Marmorek et, dès le lendemain, elle commence à descendre : guérison.

Il est probable que, dans ce dernier cas, du reste, on avait eu affaire à une *diphtéro-streptococcie*. Les associations microbiennes sont fréquentes dans les angines ; et, dans ces cas, il est utile et souvent nécessaire, de pratiquer une injection des deux sérums, de faire ce qu'on peut appeler la *conjugaison des sérums*.

Si vous n'inoculez que le sérum de Roux, par exemple, la maladie dure plus longtemps, et, pendant ce temps, le microbe dont la fonction n'a pas été annihilée, secrète sa toxine, qui empoisonne l'économie et altère les organes, qui peut déterminer de l'albuminurie, une néphrite, une endocardite, des abcès, et autres complications, soit précoces, soit tardives.

Dans certaines broncho-pneumonies, la sérothérapie antistreptococcique a aussi donné de remarquables résultats

C'est surtout dans la pneumonie lobulaire, la bronchopneumonie de la seconde enfance, qu'elle a été utilisée avec succès. Jusqu'ici, la médecine classique avait surtout consisté à soigner le malade pour lui donner la force de résister à la maladie, et permettre à celle-ci de s'éteindre ; on combattait l'engorgement pulmonaire, l'asphyxie; on soutenait le cœur, on favorisait la diurèse, et on modérait la sueur. On donnait ainsi le temps à l'agent morbide d'épuiser sa virulence. Aujourd'hui, on l'attaque lui-même : on sait que le streptocoque envahit le parenchyme pulmonaire, comme il pénètre les lymphatiques de la peau dans l'érisypèle, les vaisseaux utérins, ou la muqueuse du pharynx. Il est logique d'employer aussi, contre lui, le strepto-sérum. Il faut, bien entendu, par l'examen bactériologique des crachats, s'assurer qu'il est en cause dans l'affection broncho-pulmonaire.

Quelques exemples, empruntés à Landouzy, nous montreront la valeur du traitement sérothérapique, dans ces circonstances.

Un enfant de 17 mois entre à l'hôpital pour une diphtérie laryngée. Au cours de l'évolution du croup, la symptomatologie et l'examen clinique révèlent l'existence d'une broncho-pneumonie. On avait fait une injection de 20 cent. cubes de sérum de Roux, et le tubage, mais sans bons résultats. L'examen bactérioscopique démontre que, contrairement à ce qu'on aurait pu supposer, la broncho-pneumonie était de nature non diphtéritique, mais streptococcique. On refait, le 2e jour, une injection de 20 cent. cubes de sérum de Roux, et, en même temps, une seconde injection de 20 cent. cubes de Marmorek. En trois jours, la température revient à la normale; et, la guérison est définitive. Le pouls et la respiration suivaient un parallélisme complet avec la température, ce qui prouve que non seulement l'état général s'était amélioré, mais accru, que le travail morbide local du côté des bronches et des alvéoves pulmonaires, a été suspendu dans son évolution, comme on peut le constater, lorsqu'il s'agit d'affections pharyngiennes de même nature.

Une autre enfant de 2 ans 1/2, tubée 7 fois en l'espace de 6 jours, et atteinte de broncho-pneumonie, ne sort de son état exceptionnellement grave, que lorsqu'on ajoute à la sérothérapie contre la diphtérie, les injections de strepto-sérum. L'amélioration est rapide et permet, dès le lendemain, le détubage. Guérison.

Même succès chez un enfant de 10 mois et chez un autre enfant de 2 ans 1/2 atteints de broncho-pneumonie streptococcique, sans diphtérie. Après une ou deux injections de strepto-sérum, la température s'abaisse et la guérison s'effectue rapidement.

En un mot, tandis que dans les broncho-pneumonies traitées par la méthode ordinaire, la durée de la maladie est de 8, 10, 15 jours et que le combat ne cesse que quand l'élément pathogène est épuisé, avec le strepto-sérum, la guérison s'effectue beaucoup plus rapidement, en 3 ou 4 jours, si le streptocoque est l'agent en cause.

Variot, qui a aussi employé le sérum de Marmoreck, dans les broncho-pneumonies des enfants, n'en aurait pas obtenu des résultats aussi heureux que Landouzy, et se plaint vivement des accidents locaux et généraux causés par la sérothéraphie.

Le docteur *Schletcher*, de Vienne, cite comme exemple remarquable de guérison de la sérothérapie dans les affections pulmonaires, l'histoire de sa propre fille, âgé de 29 ans, mère de trois enfants, qui eût une bronchite généralisée avec fièvre, température de 40° et foyers de proncho-pneumonie. Le 21e jour de la maladie, on lui fit une injection de 20 c. cubes de sérum de Marmoreck, et de 10 cent. cubes le lendemain. Il y eût des manifestations séro-thérapiques intenses : érythèmes, éruptions, douleurs articulaires, parésie des membres, trismus, malaises, tels qu'elle croyait mourir ; mais brusquement, survint une abondante diaphorèse, et tous les accidents disparurent. Elle guérit, après une convalescence assez lente, qui demanda un mois environ.

Closter, de Beauvais, a publié un cas assez grave de streptococcie pulmonaire, survenue chez un vélocipédiste, qui fut guéri très rapidement par une seule injection de 150 cent. cubes de sérum de Marmoreck.

P. Claisse a eu un succès, dans un cas de bronchite pseudo-membraneuse chronique.

Nombreuses sont d'ailleurs les affections des muqueuses, dans lesquelles, on a essayé, avec des succès divers, la sérothérapie antistreptococcique. Boucheron l'a employée dans certaines infections streptococciques du sac lacrymal, du conduit vagino utérin. Il l'a utilisée, avec avantage, dans deux cas d'asthme symptomatique : un rhumatisant de 43 ans, un médecin de 48 ans, porteurs de rhinites streptococciques, virent leurs accès nocturnes très pénibles, ainsi que leur dyspnée et leurs troubles cardiaques, disparaître à la suite d'injections, à petites doses, de strepto-sérum (4 à 6 centimètres cubes) faites à des reprises différentes, et continuées un certain temps.

Boucheron encore, a préconisé le strepto-sérum dans certaines formes de rhumatismes infectieux, dans l'iritis rhumatismal. Avec des doses faibles, longtemps continuées, sur 50 faits, dans les trois quarts des cas, il a eu de bons résultats.

Un certain nombre de médecins anglais, l'ont essayé aussi dans l'endocardite ulcéreuse, avec des résultats divers.

Enfin, nous mentionnerons, pour terminer, les excellents effets obtenus par le sérum de Marmoreck, dans l'anasarque du cheval. Ils ont été signalés par Lignières, en particulier, et par tous les médecins vétérinaires.

IV. — Le strepto-sérum préventif, et les accidents du strepto-sérum.

A) Je vous ai promis de vous dire quelques mots du sérum employé à titre préventif ; mais je serai bref sur ce point, car, si les données expérimentales en bactériologie, montrent que souvent les animaux inoculés avec un sérum efficace, sont ensuite réfractaires à la maladie provoquée par l'injection des cultures virulentes correspondantes, on n'est pas autorisé à en conclure, qu'il en sera de même chez l'homme, où le complexus morbide est toujours moins simple.

En obstétrique, le professeur Pinard croit assez à la valeur préventive du sérum antistreptococcique, pour en imposer, dans son service, l'emploi régulier, afin de prévenir toute espèce d'accidents chez les femmes, qui, en raison d'un état pathologique quelconque (rétrécissement du bassin, insertion vicieuse du placenta, fâcheuse position), sont exposées à être traumatisées et infectées, à propos d'une manœuvre obstétricale ou d'une intervention opératoire quelconque.

En chirurgie générale, Durham, chirurgien anglais, a préconisé, en 1897, le strepto-sérum à titre préventif. Il considère que les injections de sérum favorisent la leucocytose physiologique, susceptible d'amener la destruction des microbes; il y intérêt à la pratiquer, la veille ou l'avant-veille d'une opération intra-péritonéale : on pourra peut-être ainsi prévenir, les péritonites infectieuses qui sont si fréquemment mortelles. Boucheron, chez un homme de 70 ans, qui avait une lymphingite strepto-coccique du membre inférieur, fit une injection de 20 centimètres cubes de sérum de Marmorek, avant de lui pratiquer l'opération de la cataracte ; il eut une réunion par première intention et un résultat parfait.

Landouzy, ne voit pas pourquoi, possédant un sérum d'une puissance constante et d'une innocuité absolue, le chirurgien ou l'accoucheur ne donneraient pas, par une injection préventive, à leurs malades, le bénéfice d'une antisepsie physiologique. Comme ils cherchent à lui procurer les avantages de l'asepsie, par les soins qu'ils donnent au champ opératoire, et par le lavage des mains, et la stérilisation des instruments.

C'est aller un peu vite, et un peu loin. Comme on l'a fait observer, le streptocoque ne pourra plus désormais faire un abcès... ni le chirurgien l'ouvrir. — Le sérum est loin de posséder cette prétendue infaillibilité préservatrice.

B) Les *accidents*, dont on a accusé le strepto-sérum, employé à des doses diverses, sont nombreux et variés. Les uns en ont exagéré la gravité sans preuve suffisante ; les autres en ont affirmé l'inocuité absolue et constante, sans avoir assez de réserve et de prudence.

Nous pouvons dire, tout d'abord, qu'ils sont exceptionnels :

on ne les observe pas une fois sur cent, et les progrès de la technique, dans la fabrication du sérum ou dans l'inoculation, les ont rendus de plus en plus rares.

Il y a lieu de distinguer d'abord des accidents locaux, imputables à l'opérateur et à une faute d'asepsie, tels que les phlegmons, abcès, érythèmes, œdèmes, indurations avec bourrelets qu'on observe autour de la piqûre. Ils peuvent être aussi le résultat de la persistance de quelques micro-organismes vivants, dans le sérum injecté.

Les accidents réellement propres à l'emploi des sérums (ils ne sont pas spéciaux au strepto-sérum), consistent en des phénomènes généraux, le plus souvent assez *légers*, quelquefois assez *graves*.

Parmi les premiers, les plus fréquents, consistent dans des éruptions, des érythèmes généralisés. L'*urticaire* sérothérapique est le plus commun. Dans la forme la plus légère, il consiste dans la production de quelques plaques rouges au voisinage de l'injection, avec démangeaisons, sans état général. Dans les formes plus accentuées, l'exanthème est généralisé à tout le corps; il est accompagné de démangeaisons très vives, de fièvre, de nausées, de vomissements; et la durée de ces troubles peut être d'un ou deux septenaires. On a signalé, en même temps, des arthropathies, des névralgies, et parfois un état général de fièvre, de prostration, qui donne un tableau clinique, tout à fait comparable à celui d'un rhumatisme infectieux, souvent d'allures graves et inquiétantes.

Ces éruptions exanthémateuses, avec ou sans fièvre, ces troubles généraux, sont attribués, par les expérimentateurs, à une intoxication produite par les sérums. On les observe aussi bien après les injections faites avec les *sérums* normaux, qu'avec les *sérums spécifiques*. C'est le fait d'introduire, dans l'organisme, le *sérum d'un animal d'une espèce étrangère*, qui serait la seule cause des troubles observés. D'après Richet et d'Héricourt, pour expliquer la production de l'urticaire sérothérapique, il faut admettre l'existence combinée de deux facteurs : une prédisposition de l'individu et la nature plus ou moins toxique du sérum. En effet, un même sérum produit des éruptions chez certains malades, et reste sans effets de ce genre chez d'autres. D'autre part, la *toxicité* d'un sérum, qui existe toujours à quelque degré, quand on agit avec le sérum d'une espèce sur une autre, est variable selon les espèces considérées. C'est ainsi que pour tuer un kilo de lapin, il faut 9 à 10 cent. cubes de sérum de bœuf ou de chien, tandis que le même effet n'est obten qu'avec 120 cent. cubes de sérum d'âne et 320 de sérum de cheval. En général, les accidents fébriles et exanthémateux, observés chez l'homme, après les injections sérothérapiques, sont plus fréquents, quand on fait l'inoculation avec des sérums frais, recueillis chez un animal récemment ou incomplètement immunisé. Il est évident que les progrès de la technique les rendront de plus en plus rares ; ils sont devenus aujourd'hui *exceptionnels*; et, on peut dire que les injections de strepto-sérum (nous en avons fait des centaines), sont à peu près constamment inoffensives.

La qu ntité de sérum injectée en une seule fois, nous paraît aussi jouer un rôle important ; nous ne sommes pas partisan des *doses massives*, conseillées par certains expérimentateurs, même dans les cas graves. C'est ainsi que Denys et Leclef, chez un malade auquel ils avaient injecté 120 cent. cubes, virent survenir, huit jours après l'injection, une fièvre élevée, accompagnée de poussées d'érythème, et de myalgies, qui dura quinze jours.

On a accusé la sérothérapie de produire des néphrites, de l'albuminurie et des paralysies. L'interprétation impartiale des observations relatées avec des détails suffisants, nous permet d'attribuer plutôt les complications, à la maladie bactérienne elle-même, qu'à l'inoculation du sérum. Au contraire, d'après la plupart des observateurs, les injections sérotherapiques atténuent la néphrite bactérienne, favorisent la disparition de l'albumine dans l'urine, dans les cas où elle préexistait.

Parmi les accidents graves, signalés à titre très exceptionnel, dans les sérothérapies, il importe de mentionner des troubles cardiaques, souvent très dramatiques et effrayants. Ils ont été observés, trois fois, par Héricourt. Après l'inoculation du sérum, le malade est pris subitement d'une petite toux sèche, d'un sentiment d'angoisse respiratoire, de douleur lombaire; la face devient violacée, le pouls est imperceptible, les battements du cœur, lointains, faibles, et les efforts respiratoires sont impuissants. Cet état dure une ou deux minutes, non sans causer une vive inquiétude; mais, la respiration, bientôt, se rétablit peu à peu. Héricourt attribue cette *syncope respiratoire* à l'injection du sérum, directement dans une veinule sous-cutanée : car, dans ces cas, il n'a pas obtenu la boule d'œdème, qui se produit dans le tissu cellulaire, au lieu d'inoculation. Si on était témoins d'un accident de ce genre, il faudrait aussitôt suspendre l'injection, et changer l'aiguille de place.

Enfin, il faut bien le mentionner pour être complet, dans deux cas, les cliniciens, ont imputé la mort de leurs malades, à la sérothérapie. Je fais allusion aux faits relatés par Gaulard, d'une part, et par Durante et Siron, de l'autre. Dans les ceux cas, les malades ont succombé en hypothermie avec collapsus ; il s'agissait d'affections puerpérales relativement bénignes. Nous ne croyons pas, cependant, que ces deux cas malheureux aient une importance absolue. Ils constituent une rare exception, sur des milliers de cas d'inoculations sérothérapiques. Ils ne sauraient empêcher les observateurs impartiaux, d'admettre l'inocuité à peu près constante du strep to-sérum, s'il est administré avec une *prudente réserve*, à *des doses modérées*, et dans des *conditions d'authenticité* certaines, au point de vue de la provenance.

Messieurs,

Je termine là, les conférences que je me proposais de vous faire sur la *sérothérapie antistreptococcique*, qui intéresse surtout le chirurgien, dont l'ennemi le plus commun et le plus redoutable est le *streptocoque*, bien qu'il ait parfois affaire à d'autres microbes aussi actifs, en particulier au *staphylocoque*, et au *coli-bacille*.

Par ses hardiesses, par la multiplicité des opérations nouvelles, qui s'adressent à tous les viscères, à tous les organes, à tous les tissus, la chirurgie contemporaine semble parcourir une voie triomphale : mais celle-ci, encore, est entourée de précipices. Sans doute, l'érysipèle, est définitivement chassé des salles des opérés; mais la septicémie, la pyohemie, la fièvre puerpérale, ont souvent des retours offensifs, et font des victimes.

La médication nouvelle, que je vous ai fait connaître en détail, complète *notre armement*, pour les combattre. Se mettre à l'abri de l'infection par l'*asepsie* ; détruire ses agents par l'*antisepsie*, est notre premier devoir ; mais, il y a parfois encore, des surprises de l'ennemi; et, de nombreux contaminés nous viennent du dehors. La *sérothérapie*, est, dans ces circonstances, une ressource, qu'il ne faut pas négliger. Elle s'adresse *directement* à l'agent morbide, qui a pénétré dans l'économie. Le *sérum immunisateur*, par son action *spécifique*, *microbicide*, *anti-toxique* et *phagocytaire*, diminue sa *vitalité*, atténue sa *virulence*, et souvent, le *détruit* définitivement.

Les nombreux détails cliniques, dans lesquels je suis entré, dans ces leçons, vous ont montré, que si la victoire n'est pas constante, que si le strepto-sérum n'est pas un *antidote parfait*, du moins, il a parfois d'heureux résultats ; il a *sauvé des existences*, qui, sans lui, étaient *définitivement compromises*.

L'étude de ses indications doit être poursuivie, méthodiquement, par les *cliniciens*, tandis que les *expérimentateurs*, chercheront à le perfectionner, et à lui donner un *pouvoir curateur* plus puissant et plus constant.

TABLE DES MATIÈRES

IMP. H. MOREL, LILLE, 77, RUE NATIONALE.

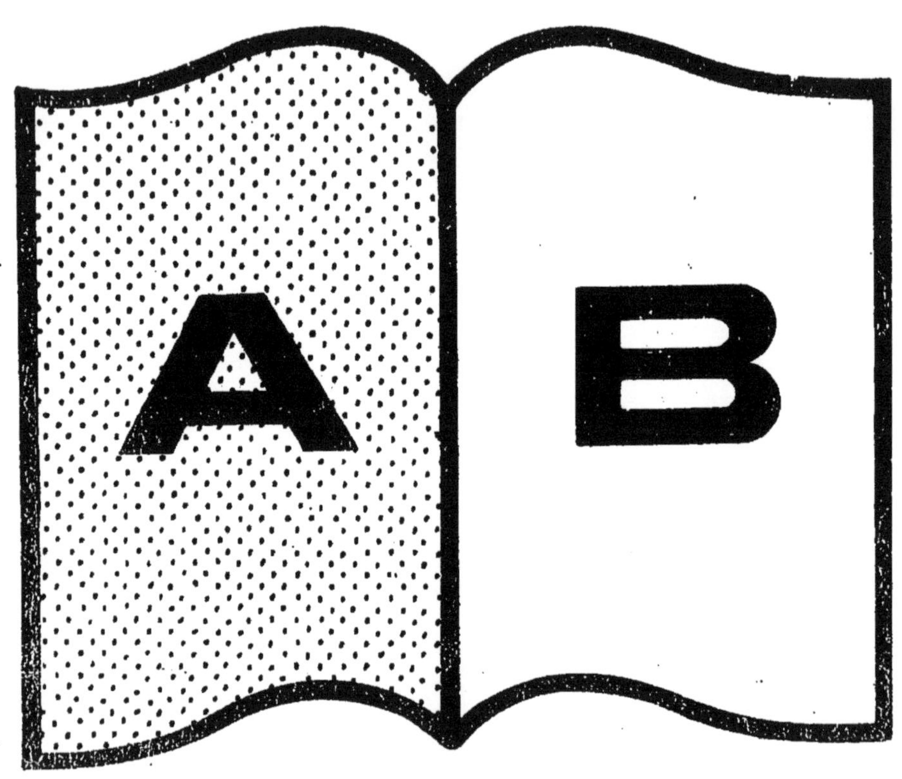

Contraste insuffisant

NF Z 43-120-14

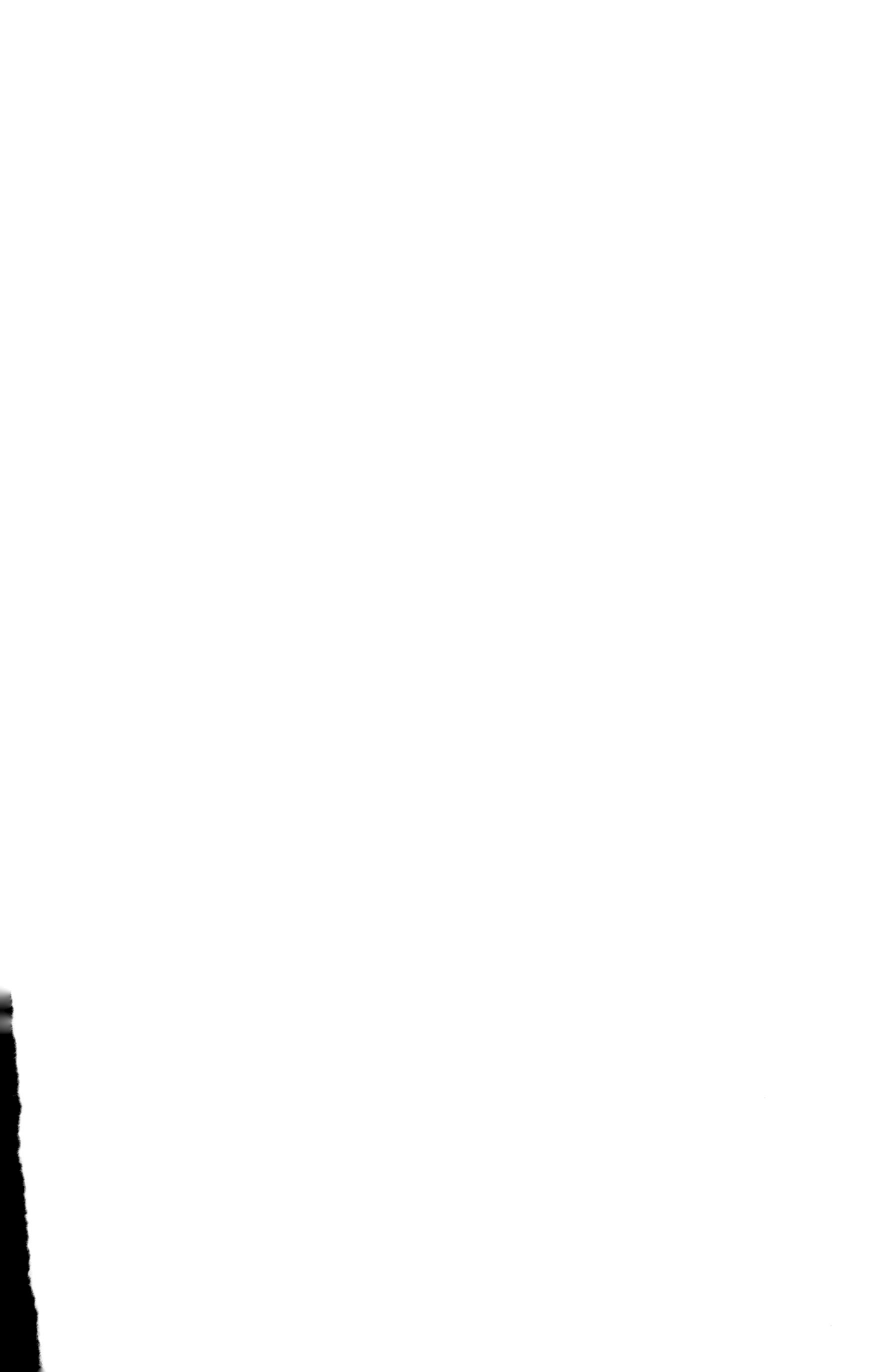

www.ingramcontent.com/pod-product-compliance
Ingram Content Group UK Ltd.
Pitfield, Milton Keynes, MK11 3LW, UK
UKHW012032240726
13965UKWH00002B/729